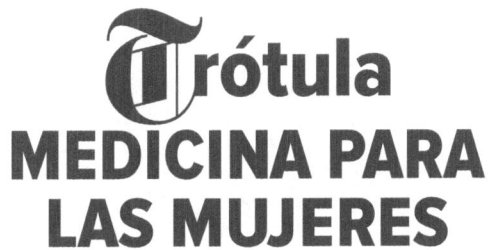

Trótula
MEDICINA PARA
LAS MUJERES

EDICIÓN DE **MAITE JIMÉNEZ PÉREZ**

LA OFICINA

© Maite Jiménez Pérez, de la traducción y la introducción, 2025

© Oficina de Arte y Ediciones, s.l., de la presente edición, 2025
info@laoficinaediciones.com
www.laoficinaediciones.com

diseño Joaquín Gallego

maquetación Elena Iglesias Serna
impresión Safekat

ISBN: 978-84-128565-1-4
D.L.:

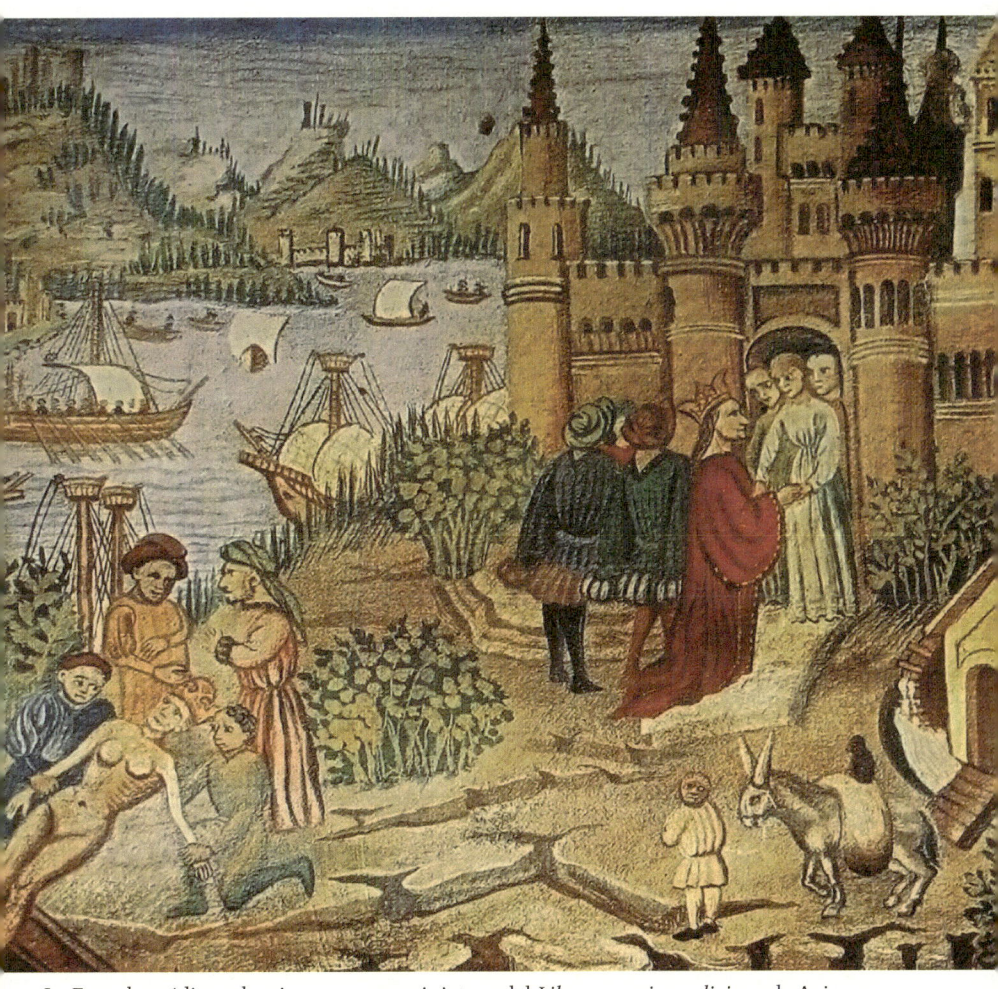

La Escuela médica salernitana en una miniatura del *Liber canonis medicinae* de Avicenna. Biblioteca de la Universidad de Bolonia.

Introducción

> «*Revelar a un siglo ebrio de su civilización la cultura de tiempos marcados por el infame signo de la barbarie; ponerle delante algunos modelos de saber, de costumbres y de sentimientos imitables en cualquier tiempo y lugar; escoger los ejemplos, no ya en el sexo que llama masculino y viril a todo lo que indica valor y grandeza, sino entre esa parte de la Humanidad que alejamos del interés de las ciencias y de las artes nobles, puede parecer una propuesta audaz y poco menos que una broma de un espíritu que se complace en rarezas y paradojas. Sin embargo, no es así. En efecto, estudiando los pocos documentos que los estragos del tiempo, y, más que ellos, la orgullosa indiferencia han permitido conservar, veremos a nuestros antepasados más dignos de nuestra admiración que de nuestra soberbia compasión. Espero que esto quede claro por las pocas cosas que voy a contar sobre Trótula de Salerno*».

Salvatore de Renzi[1]

Salerno, ciudad abierta

En el esplendor del llamado «Renacimiento del siglo xii», la opulenta ciudad de Salerno sobresalió por su acervo científico en materia médica.

El siglo xi había sido un tiempo de impulso para la exploración de nuevos territorios y para el comercio: nuevos descubrimientos, puentes tendidos entre Oriente y Occidente, las cruzadas, las guerras intestinas, etc.

El avance de las artes y de las ciencias en esta ciudad italiana se debió fundamentalmente a los contactos humanos, comerciales y culturales con Grecia, Roma, Constantinopla, el norte de África, Asia Menor y España.

En estos tiempos, Salerno era un crisol de culturas. En medio de los conflictos bélicos, se convirtió en una ciudad en la que se asentaron comunidades provenientes del norte, como normandos y lombardos; además, sus relaciones intensas con Constantinopla y Alejandría, con los griegos, y con los visigodos y sarracenos de España, la convirtió en una encrucijada cultural que dio frutos inusitados en el campo que nos ocupa: la medicina.

Desde la Antigüedad, la ciudad campana fue famosa por sus aguas medicinales, su enorme cantidad de fuentes y baños tanto públicos como privados. El uso del baño, tan frecuente en la cultura grecorromana y en la árabe, había disminuido muchísimo durante la Alta Edad Media en toda Europa. Sin embargo, Salerno lo conservó con fines higiénicos y medicinales.

---

1   DE RENZI (1852), pp. 149-150. (La traducción es mía.)

El poder adquisitivo de la población salernitana incrementó el comercio y la cultura. Las mercancías procedentes de Oriente, que hacían escala en Sicilia, estrecharon los contactos entre la ciudad y los sistemas médicos árabe y judío. El intercambio de costumbres fue la tónica general entre los siglos xi y xiv. Podría hablarse de una feliz simbiosis entre el antagonismo político y las guerras, y el intercambio de productos, libros y saberes.

Con una circulación constante de traducciones de textos médicos y productos farmacéuticos en el Mediterráneo, se explica el nacimiento de la llamada Escuela de Medicina de Salerno. Los historiadores definen esta institución como una comunidad más bien informal de maestros y discípulos. En efecto, no se tienen noticias de grupos con entidad legal anteriores al siglo xiii.[2]

No obstante, fuera la Escuela más o menos formal, su actividad no podía trascender sin la producción textual. Una ingente variedad de textos médicos circulaba en la Italia meridional en estos siglos. Figuras como Garioponto, que trabajó a mediados del siglo xi, y su compilación llamada *Passionarius,* constituyeron un recurso utilísimo para la práctica médica. Lo mismo que el obispo Alfano, que tradujo del griego al latín *Sobre la naturaleza del hombre*, de Nemesio de Emesa.

Quizás la mayor contribución a la medicina salernitana fue Constantino el Africano, un traductor proveniente del norte de África que recaló en Montecassino, donde se hizo monje, gracias a las recomendaciones de su mecenas Alfano. Sus traducciones de los textos de Hipócrates y Galeno fueron decisivas para el conocimiento de la medicina griega en Occidente. Además, adaptó en su *Viaticum* el tratado del médico tunecino Abu Ja´far Ahmad b. Ibrahim b. Abi Khalid al Jazzar en siete libros, un vademécum de conocimientos médicos para viajeros. Es posible que el sexto libro fuese manejado por el autor o autora de nuestra *Trotula.*

TROTA DE SALERNO

Desde la Edad Media se ha hablado de la figura de Trota, Trótula de Salerno o Trótula de Ruggiero como médica y autora de obras de medicina, e incluso como *magistra* en la Universidad de Salerno. No

2   GREEN (2009), p. 25.

obstante su fama, no hay ninguna prueba histórica que confirme su existencia. Se ha transmitido que Trota escribió el libro más importante de medicina para mujeres de la Europa medieval: *De passionibus mulierum* («Sobre las enfermedades de las mujeres»).

La figura de Trota o Trótula está conectada irremediablemente con el texto que se le ha atribuido desde siempre: la *Trotula*. Este libro representa la colección más popular y difundida de materiales sobre enfermedades ginecológicas, así como de curas y tratamientos para las afecciones femeninas desde finales del siglo xii hasta el Renacimiento. Por estar escrito en latín, circuló por toda la Europa occidental, donde esta lengua funcionaba como *lingua franca* de las elites cultas. A partir del siglo xv, la *Trotula* empezó a ser traducida a las lenguas vulgares: holandés, inglés, francés, alemán, hebreo e italiano, llegando así a un público mucho más amplio.

La mención más célebre sobre Trótula se debe a Geoffrey Chaucer, en «El cuento de la comadre de Bath» de sus *Cuentos de Canterbury*:

> And eek ther was somtyme a clerk at Rome,
> A cardinal, that highte Seint Jerome,
> That made a book agayn Jovinian;
> In which book eek ther was Tertulan,
> Crisippus, Trotula, and Helowys,
> That was abbesse nat fer fro Parys,
> And eek the Parables of Salomon,
> Ovides Art, and bookes many on,
> And alle thise were bounden in o volume.

> También hubo una vez un clérigo en Roma,
> un cardenal llamado San Jerónimo,
> que escribió un libro contra Joviniano;
> en ese libro también estaban Tertuliano,
> Crisipo, Trótula y Eloísa,
> que fue abadesa no lejos de París,
> así como los *Proverbios* de Salomón,
> el *Arte de Amar* de Ovidio, y muchos otros libros,
> todos ellos encuadernados en un solo volumen.[3]

> *The Prologe of the Wyves Tale of Bathe* vv. 673-681.[4]

También María de Francia la refiere en su *lai* «Los dos amantes».

---

3 La traducción es mía.

4 El texto original es de la página de la Universidad de Harvard: https://chaucer.fas.harvard.edu/pages/wife-baths-prologue-and-tale-o.

(...) En Salerne ai une parente,
riche femme est, mult a grant rente.
Plus de trente anz i a esté ;
l'art de phisike a tant usé
que mult est saive de mescines.
Tant cunuist herbes e racines,
se vus a li volez aler
e mes letres od vus porter
e mustrer li vostre aventure,
ele en prendra cunseil e cure,
Tels letuaires vus durra
e tels beivres vus baillera,
que tut vus recunforterunt
e bone vertu vus durrunt.
Quant en cest païs revendrez,
a mun pere me requerrez (...)[5].

(...)Tengo una tía en Salerno, mujer rica, de elevadas rentas. Hace más de treinta años que habita allí. Ha practicado tanto el arte de la física que es muy experta en medicinas y conoce numerosas hierbas y raíces. Si vos quisieseis ir a verla, llevarle cartas de mi parte y darle cuenta de vuestra aventura, ella procurará poner remedio. Os dará tales electuarios y os proporcionará tales bebedizos que os reconfortarán por completo y os proveerán de gran vigor (...)[6].

El misterio de Trótula

Muchas han sido las voces que han asegurado la existencia de una médica llamada Trota, Trocta o Trótula[7], perteneciente a la familia Di Ruggiero, que vivió en esta ciudad italiana entre los siglos xi y xii, que fue maestra en medicina y que enseñó en la famosa Escuela de Medicina de Salerno en torno al 1090.

Se dice que fue esposa de Giovanni Plateario el Viejo, procedente de una familia de médicos, y madre de dos hijos, Giovanni y Matteo que asimismo se dedicaron a la medicina. Cuentan que su fama fue tal, que en su funeral se formó una cola de personas de tres kilómetros de longitud.

---

5   Marie de France, *Deus amaunz*, en RYCHNER, J., *Lais de Marie de France*. Honoré Champion (Les classiques français du Moyen Âge, 93) Paris 1966.

6   Traducción de Luis Alberto de Cuenca (ed.) *Los lais de María de Francia*. Ediciones Siruela, Madrid 1987.

7   *Trota* significa «trucha» en latín, así que *Trotula* podría ser «truchita». Al margen de esta etimología un tanto popular, los historiadores constatan que Trota o Trocta era un nombre relativamente común entre las mujeres del sur de Italia.

Trótula de Ruggiero o Trótula de Salerno habría formado parte de un insólito grupo de sanadoras de la ciudad de Salerno, a quien la tradición ha llamado las *mulieres salernitanae*, que habrían ejercido como parteras, médicas, curanderas o herboristas. Si admitimos su existencia, podremos hablar de algunos nombres como Abella, Rebecca Guarna o Mercuriade, entre otras, autoras asimismo de textos médicos en los siglos posteriores.

Sin embargo, hoy día, la opinión de los expertos es que los llamados textos *Trotula*, que abordan enfermedades ginecológicas, obstetricia, puericultura y cosmética femenina, constituyen un compendio de tres textos producidos en el ámbito de la Escuela de Salerno. Uno de los estudios más acreditados es el de Monica H. Green, autora de la edición crítica que hemos utilizado para la presente traducción.

Green recogió el testigo de su mentor John F. Benton a la muerte del investigador. La tesis de Benton se basa en que ninguno de los manuscritos agrupados bajo el nombre de *Trotula* puede ser datado antes del 1200 y que en algunos manuscritos tempranos aparecen separados sin formar un corpus atribuible a un único autor, ni identificable como obra de Trótula. No obstante, las rúbricas de los copistas atribuyeron estos textos a Trótula o Trota, tratando al autor como mujer, calificándola a veces como *sanatrix salernitana*.

La *editio princeps* de Georg Kraut en 1544 adaptó los textos y creó una obra única, unificando las características estilísticas, bajo el nombre de *Trotulae curandarum aegritudinum muliebrum, ante, in & post partum liber unicus, nusquam antea editus*, que agrupaba los tratados *Cum auctor*, *Ut de curis* y *De ornatu*. Este hecho hizo que los lectores consideraran el libro como la producción de un único autor. Las doce ediciones siguientes, hasta la última de 1778, reproducen el texto de Kraut con mínimas variantes.

Hans Kaspar Wolf fue más lejos. En su reedición de 1566 de la edición de Kraut en Basilea atribuyó el *De passionibus mulierum* a Eros Juliae, un liberto de Julia, la hija de Augusto, del siglo I de nuestra era.

El manuscrito de Wrocław aseguraba que la obra médica allí contenida pertenecía a un hombre llamado Trottus, debido a que las abreviaturas comunes en él eran *Tt.* o *Trott*, así que resultaba fácil añadir un sufijo masculino *-us*.

Otras voces ponen énfasis en la etimología del nombre Trótula y lo hacen heredero del francés *trotter*. La conexión con el personaje de la vieja Trotaconventos, alcahueta y remendadora de virgos, del *Libro de Buen Amor* del Arcipreste de Hita, resulta casi automática.

En medio del ambiente de euforia de la Unificación de Italia, la obra de Salvatore de Renzi se lleva el mérito de considerar la figura de Trótula de Salerno como un hito en la historia de la medicina. A ella le atribuye dos tratados médicos, los llamados *Trotula maior* y *Trotula minor.*[8]

Algunos alientos feministas se ven en la obra de Kate Campbell Hurd-Mead y sus seguidoras, que aceptaron a Trótula como autora.[9]

En la Introducción a su edición, Green demuestra que tres breves tratados, producidos en un contexto salernitano y reunidos probablemente a finales del siglo XII, dieron forma a una forma «estandarizada» a mediados del siglo XIII. Hoy se conservan veintinueve copias de lo que ella llama «corpus estandarizado». No es seguro que haya sido copiado en Salerno, pero lo que sí está claro es que el corpus de la Trótula es similar a un palimpsesto que circuló por toda Europa con enorme éxito durante más de trescientos años. No pertenece a un único autor ni se trata de un único texto, según la investigadora americana.

No obstante, hay que pensar que los propietarios y lectores de la *Trotula* fueron probablemente siempre hombres. Los *physici*, o médicos medievales vieron los textos de este compendio médico como una inestimable fuente de información sobre el funcionamiento del cuerpo femenino y de sus dolencias específicas, y también sobre la cosmética de las mujeres, que en la Edad Media formaba parte de la literatura médica.

La edición de Green, que hemos utilizado, está basada en nueve manuscritos de finales del XIII y principios del XIV[10], y utiliza como texto base el manuscrito italiano de fines del XIII conservado en la Universidad de Basilea.[11]

El «CORPUS ESTANDARIZADO» DE LA *TROTULA*

A finales del siglo XII, un compilador anónimo reunió tres textos bajo el título *Summa que dicitur «Trotula»* («Compendio que llaman

---

8   GREEN, M.H. (1999).

9   *Ibidem.*

10   Glasgow: MS Hunter 342 (U.8.9); Lyon: MS 417; París: MS lat. 6964; París: MS lat 16191; Reims: MS 1004; Sevilla: MS 83-6-38; Vaticano: MS Pal. lat. 1304; Wrocław: MS 2022.

11   MS D II 17.

Trotula»), conocido también como *De passionibus mulierum ante in et post partum* («Sobre las enfermedades de las mujeres antes, durante y después del parto»), o sencillamente *Trotula*. La autora, llamada Trótula, estaba asociada al texto *De curis mulierum*. Quizás existía una compilación más larga de la que procedía esta. Probablemente se la llamó *Trotula* para distinguirla del tratado médico *Medicina Practica*, escrito por otra sanadora llamada Trota, históricamente documentada.

Trótula es mencionada en otro compendio médico, el *De egritudinum curatione*, donde se relacionan terapias de siete médicos salernitanos entre los que figura nuestra protagonista.

El texto de la Trotula en latín del que aquí presentamos su traducción es el «corpus estandarizado» compilado por Monica H. Green de los siguientes textos que datan de mediados del siglo XIII, probablemente copiados en Salerno:

1. *Liber de sinthomatibus mulierum* («Libro de las enfermedades de las mujeres») (§ 1-130).
2. *De curis mulierum* («Sobre los tratamientos de las mujeres») (§ 132-241).
3. *De ornatu mulierum* («Sobre la cosmética de las mujeres») (§ 242-213).

El número 1 es también llamado *Trotula maior*, mientras que los números 2 y 3 constituyen el *Trotula minor*.

El primero y el tercer texto son de carácter anónimo, pero el segundo sí es posible atribuirlo a Trota o Trocta, curandera de Salerno. Esta es la tesis de Green, articulada en torno a la idea de que la *Trotula* es un collage de fuentes, al que es imposible atribuir un único autor ni considerarlo un único texto. Sin embargo, este «corpus estandarizado» muy probablemente fue el que tuvieron ante sus ojos los lectores medievales.

En el *Liber de sinthomatibus mulierum* se constata la integración de las teorías de Galeno sobre la fisiología y la salud femeninas a través de las traducciones del árabe realizadas en Montecassino por Constantino el Africano en su *Viaticum*. Destaca también la influencia del médico persa del siglo IX Rasis, especialmente en los capítulos 124 a 127.

De curis mulierum, probablemente obra de Trota de Salerno, constituye una colección de remedios sin una estructura definida, basada en las teorías hipocráticas de los cuatro elementos y en el principio tradicional de que *contraria contrariis curantur* expuesto por Galeno.

ELEMENTO ESTACIÓN HUMOR TEMPERAMENTO			
HUMEDO	CALIENTE	SECO	FRÍO
Aire	Fuego	Tierra	Agua
Pimavera	Verano	Otoño	Invierno
Sangre	Bilis amarilla	Bilis negra	Flema
Sanguíneo	Colérico	Melancólico	Flemático
Corazón	Hígado	Bazo	Cerebro
Niñez	Juventud	Edad adulta	Vejez

En él, en el capítulo 151 se menciona a una sanadora llamada Trótula, hablando de ella en tercera persona, denominándola *quasi magistra*, dato que no ha pasado desapercibido a los investigadores. Gracias a esta expresión, se ha razonado sobre la imposibilidad de que las mujeres consiguieran la licencia universitaria para ejercer como médicos, así que Trótula sería «como si fuese maestra», pero sin olvidar el prestigio del que gozaba, similar a cualquier médico varón.

De ornatu mulierum permite constatar la inclusión del *ornatus*, o sea, el mantenimiento del cuerpo, de su salud y su belleza, en la literatura médica de la Edad Media. Se trata de un recetario muy útil para los asuntos y preocupaciones cotidianos del aspecto físico: el cabello, los dientes, la piel, el mal aliento, etc., que sigue la tradición ovidiana de los *Medicamina faciei feminae*.

LA MEDICINA DE TRÓTULA

El enfoque de la *Trotula* es eminentemente práctico y empírico, ciertamente basado en los remedios domésticos cotidianos. Llama la atención la perspectiva holística, semejante a las prácticas orientales ayurvédicas o chinas y también presente en la obra de Hildegarda de Bingen. No solo se trata de curar, sino de procurar que haya un equilibrio entre los diversos factores que condicionan la salud y la enfermedad: la dieta (que en sentido estricto y etimológico es lo que día a día nos permite conservar y mejorar nuestra salud), la alimentación, el aire, el ejercicio físico, la higiene del sueño y el equilibrio de las pasiones del alma. Por eso está íntimamente relacionada con la profilaxis y la medicina preventiva.

Trótula fue una innovadora en algunos aspectos que la acercan a la medicina moderna. Por ejemplo, la consideración de la infertilidad como una dolencia que no es exclusivamente femenina; o desmontar la idea de que todas las enfermedades de las mujeres tienen relación con la menstruación; o las prácticas médicas para la prevención y curación de los episodios derivados del parto, causa principal de mortalidad femenina durante muchos siglos. En la *Trotula minor* es especialmente sobresaliente, como se ha explicado, la influencia de los saberes árabes introducidos a partir de las traducciones de los textos antiguos de Hipócrates, Galeno y Dioscórides.

En nuestro texto se aprecia una armoniosa síntesis de las tradiciones grecolatinas, árabes y judías, así como un espíritu eminentemente laico, como el que se descubre en la propia Escuela de Medicina de Salerno, que, si bien estableció vínculos fortísimos con el monasterio de Montecassino, supo mantener su independencia de la Iglesia.

Cuando los monasterios declinaron como centros de enseñanza y surgieron las primeras universidades europeas, se estableció una formación y una titulación reglada que acabó con esa «libertad» de la práctica médica en Salerno y las ciudades del sur de Italia. Aquella floreciente ciudad, donde las mujeres, acompañando o no a los médicos, podían ejercer una medicina tanto para hombres como exclusiva para mujeres, fue perdiendo brillo y relevancia.

Se hace necesario revisar el paradigma[12] de que las mujeres estuvieron totalmente en la sombra en un mundo dominado por hombres. Esta idea está estrechamente relacionada con los conceptos exagerados acerca de la Edad Media, definida como un largo periodo de mil años de oscuridad. La Edad Media también tuvo muchas luces, y entre ellas figuran nombres de mujer como Eloísa, María de Francia, Hildegarda de Bingen, Leonor de Aquitania, Catalina de Siena y Trótula de Salerno.

Si la historia la escriben los vencedores, podemos hacer una pirueta histórica y admitir que la historia de las mujeres fue escrita por los hombres. Además, los progresos de la humanidad[13] no se han correspondido siempre con el progreso para las mujeres. El periodo de esplendor de la Atenas del siglo v a.C., el Renacimiento o la Revolución francesa no ofrecieron avances significativos para el género femenino, sino más bien todo lo contrario. En este sentido, y generalizando mucho,

12 SIMONI, K. (2010).

13 KELLY-GADOLL, J. (1976).

podríamos hablar de que las mujeres en Salerno en el siglo XII gozaron de mayor respeto y consideración; en especial las mujeres sanadoras, que aunque no ejercieran como médicas de pleno derecho, su autoridad no fue cuestionada.

Las prácticas médicas han estado histórica, legendaria y tradicionalmente en manos femeninas. En la *Odisea*, la maga Circe manejaba con destreza hierbas y pócimas. Desde entonces y hasta la caza de brujas y hechiceras médicas hubo un flagrante retroceso en la consideración de la *materia medica* como ciencia femenina.

Los espacios naturales y las plantas medicinales fueron siempre territorio femenino. Esta actividad está relacionada con la tradición y el ámbito doméstico, con unos saberes heredados de las mujeres de la familia, conocimientos muchas veces secretos, pero, en cualquier caso, eminentemente pragmáticos.

En este sentido, Trótula apuesta por la expresión de un entendimiento distinto del cuerpo femenino, de las afecciones más comunes de las mujeres, de sus cuidados, sus partos y su sexualidad. Algunos procedimientos adoptados por nuestra médica[14] son profundamente transgresores, contrarios incluso a la moral y a la religión, demostrando una observación distinta del cuerpo femenino, una preocupación profunda por el bienestar físico y psicológico de sus pacientes, exhibiendo prácticas cercanas al cientifismo moderno.

Trótula es una muestra de que las mujeres no siempre estuvieron en la sombra, sometidas a la autoridad paterna, marital o filial, masculina, en suma. En Salerno, las mujeres practicaron actividades importantes y socialmente reconocidas, fueron *magistrae* y *sanatrices*, y pudieron aprender, enseñar y practicar la medicina. No obstante, no debemos caer en la tentación de ver a Trótula y a las *mulieres salernitanae*, las llamadas «Damas de Salerno», como abanderadas de la libertad y el feminismo como lo entendemos hoy: cometeríamos un error histórico imperdonable.

Hoy día, diversas prácticas médicas, tanto orientales como occidentales, han rescatado el concepto medieval de φύσις[15] («naturaleza») aplicada a la medicina, entroncada con la idea griega de que el hombre forma parte de la naturaleza, y debe estar en equilibrio y armonía con el cosmos. Galeno, y los traductores y médicos árabes intentaron

14 LOPES LIMA, N. (2021).

15 ROCHA LIMA, A.; DA CONCEIÇÃO FAGUNDES, M.D.(2021).

asentar las explicaciones sobre las causas de los fenómenos internos y externos del cuerpo, con el objetivo de restaurar la salud a través del equilibrio de los humores, como hemos apuntado más arriba.

La farmacología de Trótula es vegetal, animal y mineral, producto de la experiencia y de la práctica cotidiana. Sus medicamentos son simples (un solo principio o elemento activo) o compuestos, los más utilizados. Sus preparados son sobre todo ungüentos, pomadas y fumigaciones; y entre los ingredientes más interesantes está el vino, base de muchos preparados medicinales.

Lo que sí debe valorarse como novedoso y exquisito es esa mano femenina en cada página, que trata con respeto, sensibilidad, atención y empatía a unas pacientes que se avergonzaban ante un médico varón y que por eso recurrían a una profesional mujer. Incluso fueron cómplices de prácticas prohibidas o éticamente reprobables como la contracepción o la restauración de la virginidad con propósitos poco honestos.

El cuerpo femenino aún no aloja el demonio y el pecado, no es un cuerpo desmembrado como el que concibieron las universidades europeas que siguieron a las escuelas de medicina[16]. El cuerpo de la mujer es un organismo único, tratado aquí sin prejuicios y sin pudores absurdos. El cuerpo humano es un microcosmos y tiene mucho valor. Hay que cuidarlo, estando al lado del lecho del paciente, aliviándolo y ayudando, atendiendo a los detalles, favoreciendo el trato directo y el contacto físico. Una prueba del valor que da Trótula a este cuerpo es que también se mejora con la cosmética, porque es digno de belleza.

En este contexto situamos a Trótula, el texto o la autora, o ambos, un tratado único e innovador sobre medicina dedicado a las mujeres, atendiendo a sus preocupaciones ginecológicas o estéticas.

De nuestra traducción

Nuestra traducción sigue el «corpus estandarizado» de la edición de Monica H. Green de 2009, en la versión italiana de su edición original en inglés de 2001[17].

16 GUERINI, A.; COSTA, W.C. (2018).

17 GREEN, M.H. (ed.), *Trotula. Un compendio medievale di medicina delle donne*. A cura di Monica H. Green. Traduzione italiana di Valentina Brancone. Edizione Nazionale 'La Scuola Medica Salernitana'. SISMEL, Edizioni del Galluzzo 2009 (I ristampa 2021).

Se incluye un glosario de términos, medicamentos simples y compuestos, instrumental médico y una taxonomía de las plantas presentes en las recetas de la *Trotula*. La identificación y clasificación de las plantas de la *Trotula* sigue abierta. En la confección de nuestro glosario hemos encontrado muchas divergencias entre los estudiosos. Finalmente, nos hemos guiado por la lógica y por la tradición botánica, entre otras a partir de las obras de Dioscórides y Hildegarda de Bingen, sobre todo su «Libro de las Plantas»[18], atendiendo además a la clasificación que ofrece Green, basada en numerosos estudios.

Los compuestos medicinales que figuran en cursiva no se han traducido. Estas pociones se han resumido a partir del Apéndice de la edición de Green (pp. 319-333), que la editora ha traducido desde el *Antidotarium Nicolai,* redactado en Salerno a mediados del siglo XII.

MAITE JIMÉNEZ PÉREZ
SEPTIEMBRE 2024

---

18 Libro I de *su Subtilitatum diversarum naturarum creaturarum libri novem,* también llamado *Liber simplicis medicinae* o *Physica.*

Bibliografía

Benton, J.F., «Trotula, women´s problems, and the professionalization of Medicine in the Middle Ages» *Bulletin of the History of Medicine* 59, nº 1 (Spring 1985), pp. 330-53.

Cortés Gabaudan, F., *Dicciomed: Diccionario médico-biológico, histórico y etimológico*. Universidad de Salamanca 2009. ISBN: 8478005722. Edición digital en: https://dicciomed.usal.es/De Renzi, S., *Collectio Salernitana ossia Documenti inediti e trattati di medicina appartenenti alla scuola medica salernitana raccolti e illustrati da G. E. T. Henschel, C. Daremberg e S. De Renzi; premessa la storia della scuola e pubblicati a cura di S. De Renzi medico napolitano*, Sebezio, Napoli 1852.

Díez Baños, A., «Mujeres en la Biblioteca Histórica: Trota de Salerno» *Folio Complutense. Noticias de la Bibiloteca Histórica de la UCM*. Edición digital en: https://webs.ucm.es/BUCM/blogs/Foliocomplutense/5546.php

Dioscórides Interactivo, *Sobre los remedios medicinales*. Manuscrito de Salamanca. Dioscórides de Salamanca. Proyecto de Investigación de Antonio López Eire (MICINN-HUM 2006-08794). Edición digital en: https://dioscorides.usal.es/

Du Cange, et al., *Glossarium mediae et infimae latinitatis*. Niort, L. Favre 1883-1887. Edición digital en: http://ducange.enc.sorbonne.fr/

Green, M.H., «The Development of the Trotula». *Revue d´Histoire des Textes* 26 (1996), pp. 119-203.

—, «In Search of an 'Authentic' Women's Medicine: The Strange Fates of Trota of Salerno and Hildegard of Bingen» *Dynamis: Acta Hispanica ad Medicinae Scientiarumque Historiam Illustrandam* 19 (1999) pp. 25-54.

—, (ed. and trans.) *The 'Trotula': A Medieval Compendium of Women's Medicine*. Philadelphia: University of Pennsylvania Press 2001.

—, «Reconstruncting the *Oeuvre* of Trota of Salerno», en *La Scuola medica Salernitana: Gli autori e i testi*, a cura di D. Jacquart e A. Pravicini Bagliani. Edizione Nazionale 'La Scuola medica Salernitana' I. Firenze 2007, pp. 183-233.

—, *Trotula. Un compendio medievale di medicina delle donne*. A cura di Monica H. Green. Traduzione italiana di Valentina Brancone. Edizione Nazionale 'La Scuola Medica Salernitana'. SISMEL, Edizioni del Galluzzo 2009 (I ristampa 2021).

—, «Who/What is 'Trotula'?» Repositorio digital actualizado por la editora: https://hcommons.org/deposits/item/hc:59405/

Gutiérrez Rodilla, B.M., «Las mujeres y la medicina en la Edad Media y primer Renacimiento» *Cuadernos del CEMyR*, 23 (marzo 2015) pp. 121-135.

Hildebrandt, R., Gloning, T. (edd.), *Physica. Liber subtilitatum diversarum naturarum creaturarum*. Band I: Text mit Berliner Fragment im Anhang. Band II: Apparate. W. De Gruyter, Berlin-New York 2010.

Hildebrandt, R., Gloning, T. (edd.) *Physica. Liber subtilitatum diversarum naturarum creaturarum*. Band III: Kommentiertes Register der deutschen Wörter. W. De Gruyter, Berlin-Boston 2014.

Hurd-Mead, K.C., *A History of Women in Medicine : from the Earliest Times to the Beginning of the Nineteenth Century*. The Haddam Press, Conn. 1938.

KELLY-GADOL, J., «The Social Relation of the Sexes: Methodological Implications of Women's History.» *Signs*, vol. 1, no. 4, 1976, pp. 809–23. Edición digital en: JSTOR, http://www.jstor.org/stable/3173235. Accessed 27 May 2024.

LAÍN ENTRALGO, P., *Historia de la medicina*. Salvat editores, Barcelona 1978.

LOPES LIMA, N., «Sobre as doenças das mulheres: o corpo feminino segundo Trotula de Ruggiero». Monografia apresentada ao Departamento de História do Centro de Ciências Humanas, Letras e Artes da Universidade Federal da Paraíba como requisito parcial para obtenção do título de Graduação em Licenciatura plena em História. João Pessoa, 2021.

MATTERN, SUSAN P. "Panic and Culture: *Hysterike Pnix* in the Ancient Greek World." Journal of the History of Medicine and Allied Sciences, vol. 70, no. 4, 2015, pp. 491–515. Edición digital en JSTOR, http://www.jstor.org/stable/24631658).

MAZZOTA, N., «Mujeres silenciadas de la Edad Media. Trótula de Salerno y las *Mulieres Salernitanae*». Edición digital en: https://www.academia.edu/89136582/Mazzotta_Nicolas_Mujeres_silenciadas_de_la_Edad_Media_Trotula_de_Salerno_y_las_mulieres_salernitanae

ROCHA LIMA, A.; DA CONCEIÇÃO FAGUNDES, M.D. «A Saúde e aparência das mulheres na obra *De Curis mulierum* de Trótula (Salerno-Séculos XI e XII)». *Notandum*, ano XXIV, n. 56, maio/ago. 2021 CEMOrOC-Feusp / GTSEAM.

SIMONI, K., «De dama da Escola de Salerno à figura legendária: Trotula de Ruggiero entre a notoriedade e o esquecimento» *Seminário Internacional Fazendo Gênero 9: Diásporas, Diversidades, Deslocamentos*. 23 a 26 de agosto de 2010. Universidade Federal de Santa Catarina Florianópolis – SC.

VV.AA. «Impacto del galenismo durante la Edad Media: la importancia de la cultura árabe en su introducción al mundo cristiano». *Anales Médicos de la Asociación Médica del Centro Médico ABC*. Vol 62, Núm. 3. julio-septiembre 2017, pp. 232-239.

RUGGIERO, Trotula di, *Sobre as doenças das mulheres*. Guerini, A.; Costa, W.C. (edd.); Simoni, K.; Calado Deplagne, L. (org.) Ferreira Calado, A.; Simoni K. (trad.); Costa Brochado, c. (pref.): Fernandes, Th. (rev.). 1ª ed. Tubarão: Copiart; Florianópolis, UFSC/DLLE/PGET, 2018.

VV.AA., *Vocabulario del Comercio Medieval. Legado Gual Camarena*. Universidad de Murcia (2013-2027). Edición digital en: https://www.um.es/lexico-comercio-medieval/index.php/

LIBRO SOBRE LAS ENFERMEDADES DE LAS MUJERES
PARTE I

AQUÍ EMPIEZA «EL LIBRO SOBRE LAS ENFERMEDADES DE LAS MUJERES SEGÚN TRÓTULA»

(1) Cuando Dios, el creador del universo, en el primer ordenamiento del mundo distinguió la naturaleza de las cosas según su especie, dotó al ser humano más que a todos los demás seres de un don singular. Además de las características del resto de los seres vivos, le concedió libertad de raciocinio y de pensamiento.

Con el deseo de perpetuar su descendencia, los creó macho y hembra[1], asentando en la separación de los sexos los fundamentos de la propagación de su progenie futura con cuidado y previsión. Para que de ellos pudiese nacer una prole fértil, dotó sus complexiones de una mezcla agradable, constituyendo de esta manera la naturaleza[2] caliente y seca del varón. Pero, por miedo a que en el varón fuesen excesivas estas dos cualidades, quiso que la frialdad y la humedad de la mujer frenasen los excesos, de manera que las cualidades más fuertes, que son el calor y la sequedad, gobernasen al hombre, que es la persona más fuerte y de mayor valor, mientras que las más débiles, o sea, la frialdad y la humedad, gobernasen a la persona más débil: la mujer.

Así, el varón, mediante su cualidad más fuerte, podría prodigar su cometido en la mujer, como una semilla en el campo adecuado, y la

1   *Et creavit Deus hominem ad imaginem suam: ad imaginem Dei creavit illum, masculum et feminam creavit eos.* (Gen. 1:27)

2   Según la teoría de los humores de Hipócrates y Galeno, que clasificaba los elementos en calientes, fríos, húmedos y secos, así como los humores: sangre, flema, bilis amarilla y roja, y bilis negra.

mujer, mediante su cualidad más débil, recibiría, como sometida al cometido del hombre, la semilla esparcida en el seno de la naturaleza.

(2) Por tanto, ya que las mujeres son por naturaleza más débiles que los hombres y demasiado frecuentemente sufren en el parto, en ellas son más habituales las enfermedades, especialmente en los órganos encargados de servir a la naturaleza. Además, las mujeres, por su condición más frágil, por vergüenza y por timidez, no se atreven a manifestar a un médico[3] la angustia por sus enfermedades, que se dan en una zona muy íntima. Por esta razón, su infortunio, que debería ser objeto de compasión, y especialmente la influencia de cierta mujer por la que siento mucho afecto, me han empujado a ofrecer una explicación clara acerca de sus enfermedades con el fin de proporcionarles la salud. Así, con la ayuda de Dios, he trabajado mucho para compilar las partes más importantes de los libros de Hipócrates y de Galeno, y para exponer y explicar las causas de las enfermedades de las mujeres, sus síntomas y sus tratamientos.

(3)[4] Como en las mujeres no hay suficiente calor para secar los humores malos y superfluos que están en su interior, ni su debilidad es capaz de tolerar suficientemente el esfuerzo como para poder expulsar su exceso hacia afuera, como sucede en los varones, la propia naturaleza previó la menstruación, que es una limpieza especial en las mujeres que atempera la escasez de calor. La gente la llama «flor»[5], porque de la misma manera que los árboles no dan frutos sin sus flores,

---

3   *medicus*, en el original latino. Pensamos que se refiere al médico de sexo masculino. Podría suponerse un genérico «médico» para profesionales de ambos sexos, pero resulta improbable, dado que la medicina estuvo tradicionalmente en manos masculinas. (*Cfr.* GREEN, M.H. (2009) p. 121, n. 3).

4   Entre los capítulos 3 y 7 se refiere la fisiología general y la patología de la menstruación.

5   No se encuentran precedentes en esta denominación para la regla. El texto probablemente recoge la forma vulgar para la menstruación en muchas lenguas europeas (GREEN, M.H. 2009, pp. 45-46). Encontramos el mismo símil en Hildegarda de Bingen: «*Sobre la fecundidad.* El riachuelo de la menstruación supone para la mujer la energía vital y su florecimiento, que germina en su prole, porque, igual que un árbol florece gracias a su energía vital, se pone frondoso y da sus frutos, así la mujer, gracias a la energía vital del riachuelo de la menstruación produce flores y ramas en el fruto de su vientre. Pero de la misma manera que un árbol que carece de energía vital se dice que es infructuoso, así también la mujer, que no tiene la energía vital de su flor en el tiempo adecuado, se dice que es infértil.» (KAISER, P. (ed.) *Hildegardis Causae et curae*, libro II, p. 105. Teubner, Leipzig 1903) (La traducción es mía).

las mujeres sin su «flor» fracasan en la tarea de la concepción. Esta limpieza se manifiesta en las mujeres del mismo modo que en los varones las poluciones nocturnas. En efecto, la naturaleza, cargada de ciertos humores tanto en el caso de los varones como de las mujeres, intenta siempre rechazar ese yugo, liberarse de él y reducir el esfuerzo.

(4) Esta limpieza sucede en las mujeres en torno a los trece años[6], año arriba, año abajo, dependiendo de si en su cuerpo abundan más o menos el calor o el frío. Dura hasta los cincuenta años, si la mujer es delgada; a veces, hasta los sesenta o los sesenta y cinco, si es húmeda; en el caso de las mujeres moderadamente gruesas, hasta los treinta y cinco. Si esta limpieza sucede a su debido tiempo y con regularidad, su cuerpo se libera suficientemente de los humores superfluos. Sin embargo, si la menstruación es más abundante o más escasa de lo que debería, dará origen a muchas enfermedades, porque el apetito por la comida y la bebida disminuye, a veces se producen vómitos y en otros casos la mujer tiene apetencia por la tierra, el carbón, la creta y cosas parecidas.

(5) Por la misma razón, en ocasiones se siente dolor alrededor del cuello, en la espalda y en la cabeza; en otras, se presentan fiebres altas, punzadas en el corazón, hidropesía o disentería. Estas dolencias suceden porque la menstruación falta desde hace mucho tiempo o porque aún no se ha tenido. No solo se presentan la hidropesía, la disentería o las punzadas en el corazón, sino también otras enfermedades más graves.

(6) A veces, se presenta diarrea debida a un exceso de frialdad del útero, porque las venas son muy finas (como en las mujeres extremadamente delgadas, en las que los humores espesos y superfluos no circulan libremente) o porque los humores son espesos y viscosos, y no pueden expulsarse por culpa de su coagulación. También puede ser debido a que las mujeres comen alimentos muy nutritivos o porque sudan mucho con ciertos trabajos, como atestiguan Rufo y Galeno: una mujer que no hace ejercicio, debe tener reglas abundantes para poder mantenerse sana.

(7) En ocasiones las mujeres no tienen la regla, porque la sangre en su cuerpo está congelada o coagulada. Otras veces, la sangre sale por otras partes: por la boca, la nariz, el esputo o por las hemorroides[7].

6   La menarquia dependía de la cantidad de calor en el cuerpo de la mujer.

7   Si la menstruación es considerada una limpieza o una purificación del cuerpo femenino, la emisión de esta sangre por otros canales podría ser un sustituto de ella.

En otros casos, la menstruación no se presenta por culpa de un dolor intenso, por ira, agitación o miedo. Sin embargo, si no aparece desde hace tiempo, induce a sospechar que en el futuro surgirá una enfermedad grave. En efecto, a veces la orina de la mujer se vuelve roja o del color del agua en la que se ha lavado carne fresca. Por la misma razón, en ocasiones el rostro se pone de color verde, con un tono lívido o de un color parecido al de la hierba.

LA RETENCIÓN DE LA MENSTRUACIÓN

(8) Si no se produce la menstruación y el cuerpo de la mujer está excesivamente demacrado, debe aplicarse una sangría en la vena del arco del pie por dentro[8]: el primer día en un pie y al siguiente en el otro. La sangre deberá extraerse teniendo en cuenta las fuerzas de la mujer, porque en cualquier enfermedad en general hay que actuar con prudencia y consideración para que la paciente no se debilite en exceso.

(9) Galeno refiere el caso de una mujer a la que le faltaba la regla desde hacía nueve meses[9]. La paciente presentaba un cuerpo demacrado y exhausto, y apenas tenía apetito. Galeno la sangró en la vena mencionada durante tres días: una libra de sangre de un pie el primer día, una libra del otro pie el segundo día y ocho onzas del primer pie al tercero. Así, en poco tiempo, la mujer recuperó el color, el calor y su salud habituales.

(10) La mujer padece muy frecuentemente de estreñimiento. En estos casos deberá tomar cinco píldoras de una medicina adecuada. Intensifica su potencia en la medida en que pueda tolerarla y adminístrasela. A continuación, practica una sangría en la vena safena. Después, haz que se bañe. Cuando salga del baño, que beba un poco de calaminta, hierba gatera o menta cocida en miel en una proporción de ocho partes de agua y una de miel. Este baño debe repetirse con frecuencia. Después del baño, haz que beba uno o dos denarios de *diathessaron* con miel y agua.

8　Vena safena.

9　En la ginecología moderna, la amenorrea se produce por muchas causas, pero en el pensamiento hipocrático y galénico es considerada una enfermedad preocupante, por lo que era necesario inducir la menstruación, ya que la ausencia de la necesaria purgación de los desechos del cuerpo femenino podía desencadenar otras enfermedades más graves.

(11) El *diathessaron* está compuesto de cuatro plantas: menta o mirto, genciana, aristoloquia y bayas de laurel a partes iguales, preparadas con miel cocida. La mujer deberá tomarlo de la misma manera que la *hierapigra* o el *hieralogodion*.

(12) Son muy beneficiosas para la mujer todas las sustancias diuréticas, como el hinojo, el nardo, el apio, el comino, el ameos, la alcaravea, el perejil y similares. Todas estas plantas, juntas o por separado, son útiles cocidas en vino o bebidas con miel.

(13) Galeno enseña lo siguiente: La artemisia triturada en vino y bebida es muy beneficiosa, igual que cocida en vino y también bebida. Es muy recomendable la hierba gatera, bebida en el baño o cocida en él. También puedes vendarla, fresca y molida, por encima o por debajo del ombligo; o dejarla cocer en una olla y hacer que la mujer se siente encima bien abrigada en una silla con el asiento perforado de manera que, a través de una caña, el humo pueda penetrar en el útero.

(14) La artemisia también es muy beneficiosa mezclada con estas plantas: tapsia, laserpicio, salvia, orégano, comino, ameos, sabina, melisa, poleo, eneldo, betónica, anís, ajedrea y levístico. Pueden cocerse en agua todas o solo algunas. Rellena un saquito en forma de cojín con lana finamente cardada y mételo en esa agua. A continuación, ponlo caliente sobre el vientre. Aplica este tratamiento con frecuencia.

(15) De la misma manera, la pamplina cocida en una olla de barro y colocada sobre el vientre estimula la menstruación.

(16) Existe también un polvo excelente para estimular la menstruación. Tritura en la misma proporción lirio amarillo, cicuta, castóreo, artemisia, santónico, mirra, centáurea y salvia. Dale a beber a la paciente mientras se baña una dracma de este polvo con agua donde se hayan cocido sabina y mirra.

(17) En cambio, si el útero se endurece hasta tal punto de que estos tratamientos no resultan eficaces para estimular la menstruación, coge hiel de toro o de otro animal, o polvo de natrón, y mézclalos con jugo de apio o de hisopo. Empapa con este preparado lana cardada; después, apriétala bien hasta que se ponga dura, rígida y larga de manera que pueda meterse en la vagina, e insértala.

(18) También puedes preparar otro tipo de pesario con forma de pene hueco, de manera que en su interior se pueda meter la medicina. Insértalo así en la vagina.

La menstruación escasa

(19) Si las mujeres tienen una menstruación escasa y cursa con dolor, coge un poco de betónica o de su polvo, poleo, santónico, artemisia (un puñado de cada una). Cocerlas en agua o en vino hasta que se consuman dos tercios del líquido. A continuación, colar con un paño y beber el preparado con jugo de fumaria.

(20) Con todo, si la menstruación no se presenta durante mucho tiempo, coger dos dracmas de ruipóntico, una dracma de artemisia seca y otra de pimienta. Preparar un polvo con estas plantas, y beberlo por la mañana y por la noche durante tres días, cubriéndose bien el cuerpo para sudar.

(21) Otro preparado para la misma dolencia consiste en coger menta, poleo y ruda (un puñado de cada una), tres dracmas de sal gema, una planta de lombarda y tres cabezas de puerro. Cocer todos los ingredientes en una olla plana y que la mujer beba el preparado mientras se baña.

(22) Otro preparado sería coger raíz de lirio blanco, levístico, hierba gatera, coloquíntida, hinojo y ruda. Cocerlas todas en vino y dárselo a beber a la paciente.

(23) Otro tratamiento:
Cocer en vino sabina, raíz de apio, hinojo, perejil, levístico y hierba gatera. A continuación, beber el preparado.

(24) Otra forma:
Coger tanaceto, trébol y artemisia. Fríe las plantas en mantequilla y ponlas en la zona del ombligo.

(25) Un médico preparó esta medicina para la reina de los francos. Coge jengibre, hojas de laurel y sabina. Tritura todo y ponlo en una olla plana sobre carbón al rojo vivo. Colocar una banqueta con agujeros sobre la olla, procurando que la mujer reciba el humo por sus partes bajas. De esta manera la menstruación volverá a aparecer. Repetir esta operación tres o cuatro veces, o incluso más. Sin embargo, la mujer que se aplica estos tratamientos con frecuencia, debe untarse la vagina por dentro con ungüentos fríos, para que no se caliente en exceso.

(26) También resultan útiles para la susodicha enfermedad las fumigaciones de comino, hinojo, eneldo, calaminta, menta y ortiga, todas mezcladas o por separado.

(27) También la escarificación[10] va bien para esta dolencia, lo mismo que el coito. En cambio, la flebotomía[11] en la mano es perjudicial.

(28) Si la mujer no tiene fiebre, que coma puerros, cebollas, pimienta, ajos, comino y pescados con escamas. Que beba vino fuerte, siempre y cuando no padezca dolor de cabeza ni tenga ningún problema nervioso o fiebre, porque el vino hace daño en los procesos febriles.

La menstruación excesiva

(29) En ocasiones, la menstruación es más abundante de lo natural. Esto sucede porque las venas del útero son amplias y abiertas, o porque a veces se rompen y la sangre fluye en gran cantidad. La sangre expulsada es roja y clara, porque la abundancia de sangre está provocada por la abundancia de comida y de bebida. Como no puede retenerse en las venas, sale para afuera. También a veces esto ocurre por el calor excesivo de la sangre debido a la bilis que rebosa en la vesícula, que hace que la sangre hierva hasta el punto de que las venas no pueden contenerla. Incluso puede ser debido a que la flema salada se mezcla con la sangre, la debilita y hace que salga de las venas hacia afuera.

(30) Si la sangre expulsada presenta un color cetrino, la responsable es la bilis; si es blanca, es por culpa de la flema; si es más roja de lo normal, depende de la sangre. Las enfermedades de este tipo surgen debido a la corrupción interna de los humores, una corrupción que la naturaleza se niega a soportar. A veces se produce debido a un aborto, que muy frecuentemente ocasiona la muerte. Por estas causas, la mujer presenta el rostro descolorido y adelgaza. Si dura mucho, fácilmente desemboca en hidropesía, debido a que la sustancia del hígado se enfría debido a la falta de alimento, gracias al cual los miembros conservan su calor natural. Sin embargo, en ocasiones sucede debido a escasez de calor, que resulta incapaz de digerir tal abundancia fluidos y no es lo suficientemente fuerte para alterar los humores de la manera habitual.

(31) Tratamiento:
Si la sangre es la responsable de esta dolencia, hay que extraerla de la mano o del brazo, en el punto donde la sangre va hacia arriba. También debe tomarse algún tipo de purgante suave.

10 Incisiones terapéuticas en el cuerpo.
11 Incisión en la vena.

(32) Si la bilis es la causa y rebosa de la vesícula, hay que administrar a la enferma *trifera saracenica* y *rosata novella* con jugo de violetas y escarola.

(33) Si la menstruación excesiva se produce por la abundancia de flema y de bilis negra, hay que darle a beber a la paciente algún tipo de *hiera* con agua caliente (o vino, según algunos). Después de la purga, hay que aplicarle algún astringente, sea externa o internamente.

Que beba también agua en la que se hayan cocido corteza de granado, piel de granada, rosas, agallas de encina, nuez moscada, hojas de encina, rosal silvestre, zarzamora, agrimonia y llantén. Todas estas plantas son beneficiosas, juntas o por separado.

Después de comer o con las comidas, debe dársele a beber a la mujer polvo de hematita atemperada con agua de lluvia, o bien polvo de coral y goma arábiga, granada, semilla de mirto y porcelana, bol armenio, polvo de hierba estrella, llantén, centinodia, sangre de dragón, espodio y semilla de membrillo.

(34) Haz que la mujer coma gallina cocida en empanada, pescados frescos cocidos en vinagre y pan de cebada. Que beba también una tisana de cebada donde antes se haya cocido raíz de llantén, pues así resultará más eficaz. A continuación, hervir la raíz en agua de mar hasta que se rompa y se arrugue; añadir vinagre, colarla con un paño y dársela a beber a la enferma. Que beba también vino tinto diluido con agua de mar. Si la raíz de llantén hierve con la tisana, es más beneficiosa.

(35) Poner ventosas de vidrio caliente[12] entre los senos, para que atraigan la sangre hacia arriba.

(36) Aplicar un pesario con jugo del llantén.

(37) También es útil el jugo de siempreviva bebido con vino blanco.

(38) Además, el jugo de la persicaria va muy bien aplicado sobre el vientre.

(39) De la misma manera, el jugo de la persicaria se puede frotar en el vientre[13].

(40) Coge dos lonchas anchas de lardo salado y riégalas por encima con polvo de coriandro junto con sus semillas y polvo de ajenjo. Después,

---

12 Las ventosas de vidrio eran unos recipientes pequeños que se aplicaban sobre la piel. Un elemento que ardía se metía dentro del vaso para que el oxígeno se consumiese e hiciese vacío. Este tratamiento pretendía que el útero perdiese el exceso de sangre, que era llevada a la parte superior del cuerpo de la mujer.

13 Esta repetición de la receta se trata de un error textual. *Vid.* GREEN, M.H. (2009) pp. 140-141.

venda una loncha de lardo bien apretada en el ombligo y la otra en los riñones.

(41) Además, haz dos emplastos con ajenjo mezclado con grasa y véndalos en los riñones y en el vientre.

(42) Si se aplican hojas de mirra tiernas trituradas, aún es mejor. Y si se aplican conjuntamente hojas de olmo, todavía resulta más eficaz.

(43) Otro tratamiento:
Coge cáscaras de nuez y pulverízalas. Dáselas a beber a la enferma mezcladas con agua de mar. Después, haz un emplasto con excrementos de aves o de gato mezclados con grasa. Aplicarlo en el vientre y en los riñones.

(44) También se puede preparar un polvo de cáscara de huevo y dárselo a beber a la mujer con agua tibia durante tres días. La cantidad será la que puedas levantar con dos dedos.

EL SOFOCO UTERINO[14]

(45) A veces el útero se sofoca, o sea, se mueve hacia arriba. Como consecuencia de ello surgen vómitos en el estómago y pérdida del apetito debidos a un aumento de la frialdad del corazón. En ocasiones, y por la misma causa, las mujeres sufren un síncope y su pulso se debilita tanto que no se siente. Otras veces, la mujer tiene contracciones hasta el punto de que lleva la cabeza hasta las rodillas, pierde la vista y su voz se debilita, la nariz se tuerce, los labios se contraen, aprieta los dientes y el pecho se eleva más de lo normal.

(46) Galeno cuenta el caso de una mujer que padecía esta dolencia. Su pulso y su voz se habían debilitado, y estaba prácticamente muerta, porque aparentemente no mostraba ningún signo vital, pero, no obstante, la naturaleza aún le había mantenido un poco de calor en la zona

---

14 El término griego para el sofoco uterino es ὑστερική ℗νίξ (*hysteriké pnix*). Según la ginecología hipocrática, el útero era un órgano «errante». Si en su movimiento ascendía y presionaba otros órganos, podría producir sensación de ahogo. Las causas del sofoco uterino son variadas: fatiga, anorexia, falta de actividad sexual, prolapso uterino, etc. Este concepto fue desvirtuado en el siglo xix, dando origen a uno de los temas principales de la psiquiatría de Freud: la histeria. En la Antigüedad, para combatir lo que Galeno llamaba ἄ℗νους (*apnous*, falta de aire) era muy común la terapia odorífera que se describe aquí. (MATTERN, SUSAN P. (2015))

del corazón. Por esa razón algunos pensaron que estaba muerta. Sin embargo, Galeno le acercó a la nariz y a la boca lana bien cardada, por cuyo movimiento dedujo que estaba viva. Esta enfermedad aparece en las mujeres porque hay exceso de semen podrido y se convierte en una sustancia venenosa.

(47) Esto les sucede a las mujeres que no tienen relaciones con hombres[15], en especial a las viudas, que han estado habituadas al trato carnal. También les suele ocurrir a las muchachas cuando ya han llegado a la edad de casarse y no pueden tener relaciones, y cuando tienen exceso de esperma en su cuerpo, porque la naturaleza desea sacarlo fuera con la ayuda del hombre. Debido a este semen excesivo y podrido[16], se libera cierta fumosidad fría que asciende a esas zonas que la gente normal llama «colaterales», porque están cerca del corazón, de los pulmones y sobre todo de los órganos responsables de la voz, por lo que suele derivar en una imposibilidad de emitir sonidos. Este tipo de afección suele tener origen principalmente en las menstruaciones escasas. Si la menstruación falta y el semen es demasiado abundante, más grave y amplia será la enfermedad, máxime cuando ataca a los órganos superiores.

(48) El mejor remedio contra esta dolencia es frotar con suavidad las manos y los pies de la paciente con aceite de laurel, y aplicarle en la nariz elementos que posean olor fétido: gálbano, opopónaco, castóreo, pez, lana quemada, un paño de lino quemado y cuero también quemado.

Por otra parte, la vagina debe estar bien lubricada con aceites y ungüentos calientes que tengan buen aroma, como el de aceite de lirio, de camomila, de almizcle y de nardo, pues estas sustancias atraen y provocan la menstruación.

Deben ponerse ventosas en la zona inguinal y púbica, y también untar por dentro y por fuera con aceites y ungüentos aromáticos.

Además, por la noche la enferma debe tomar *diaciminum* con jugo de apio, con jarabe de calaminta o de hierba gatera; o con jugo de beleño o de hierba gatera. También puede tomar por las noches una dracma de cada uno de estos ingredientes: castóreo pimienta blanca,

---

15 Resulta evidente que el sofoco uterino está vinculado a la falta de actividad sexual, que llevaba a las mujeres a padecimientos varios.

16 El *Viaticum* de Ibn al-Jazzar, traducido por Constantino el Africano en Montecassino, se hace eco de Galeno al afirmar que el esperma aumenta y se corrompe, resultando un verdadero veneno. (GREEN, M.H. 2009, Introducción, p. 52).

hierba de Santa María, menta y apio. Triturarlo todo y mezclar con vino blanco o vino dulce.

(49) El médico Justiano prescribió contra esta enfermedad una dracma o dos cucharadas de comino seco administrado en una bebida. Así mismo, indicó tomar pene de zorro o de corzo pulverizados. El preparado deberá meterse en la vagina de la mujer con un pesario.

(50) Oribasio ordenó que se triturase raíz de camedrio y fenogreco, o bien linaza. El jugo de estas plantas y el del yezgo ha de introducirse en la vagina de la mujer. Refiere además también es muy eficaz el tratamiento con raíz de levístico cocida y triturada con grasa, y vendada bien apretada sobre el ombligo.

EL PROLAPSO UTERINO

(51) Si sucede que, después del parto, el útero desciende demasiado, aplicar avena caliente previamente humedecida y en un saquito.

(52) A veces, el útero se desplaza de su posición natural, otras veces desciende, y en ocasiones sale completamente por la vagina. Esto ocurre debido al debilitamiento de los ligamentos y a la abundancia de humores fríos en el interior. Sin embargo, una debilidad y un enfriamiento de este tipo suceden a partir del aire frío que entra desde abajo por los orificios[17] hasta el útero. A veces se detecta porque la mujer se ha expuesto directamente al aire frío o se ha sentado en una piedra fría, o bien porque ha tomado un baño de agua fría, causante de que el útero se debilite y se salga de su lugar, o también debido al esfuerzo en el parto.

(53) Tratamiento:

Si el útero desciende, pero sin salirse del todo, deberán aplicarse en la nariz sustancias aromáticas como el bálsamo, el almizcle, el ámbar, el nardo, el estoraque y similares.

Practícale a la paciente fumigaciones desde abajo con sustancias fétidas, como un paño de lino quemado y similares.

Aplícale fomentos en el ombligo con lana empapada en vino y aceite.

(54) Sin embargo, si el útero sale hacia afuera, mezcla sustancias aromáticas con jugo de ajenjo y unta con el preparado el vientre de la mujer con una pluma de ave. A continuación, cuece en vino en la

---

17 El plural «orificios» puede referirse a la vagina y al cuello uterino (GREEN, M.H. (2009) p. 147, n. 25).

misma proporción ruda, castóreo y artemisia hasta que se consuman dos partes. Administrarlo en forma de poción.

(55) Cubrir el vientre y el ombligo de la mujer con saquitos de trigo cocido.

(56) Luego, hay que devolver a mano el útero que se ha salido al lugar de donde se desprendió. Después, que la mujer tome un baño en el que se hayan cocido granadas, rosas, pieles de granada, agallas de encina, zumaque, arándanos, bayas, hojas y corteza de encina, bayas de ciprés y lentejas.

(57) Posteriormente, haz que preparen un baño de vapor, que es muy beneficioso. De hecho, Dioscórides prescribe que la mujer tome un baño de vapor de madera de boj cocida en una olla sobre carbón al rojo vivo. Deberá sentarse encima bien abrigada, para que la vagina reciba el humo.

(58) También recomienda que la dieta sea fría y astringente, sin comino ni pimienta, y evitando los alimentos picantes. De las frutas, que coma manzanas, membrillos, nísperos, sorbos, manzanas amargas y similares. Que beba vino atemperado con agua de mar caliente.

(59) Un remedio probado para el prolapso de útero es el siguiente:

Tritura y atempera en vino una onza de corazón de ciervo, otra de hojas de laurel y un escrúpulo de mirra; dale a beber esta poción a la paciente y el útero volverá a su estado original.

El desplazamiento del útero

(60) Algunas veces el útero se mueve de su lugar normal, sin embargo no se eleva hacia los órganos de la respiración, no sale para afuera por la vagina ni hay prolapso. El síntoma de esta enfermedad es que la mujer siente dolor en el lado derecho, tiene retención menstrual, los miembros se retuercen, presenta dificultades al orinar, retortijones y ruidos en el vientre.

(61) Tratamiento:

Machaca apio y fenogreco, mézclalos con vino y dáselo a beber a la paciente.

(62) Otro tratamiento:

Pulveriza agárico, semillas de llantén y semillas de ajedrea, y dáselos a beber a la mujer en una poción de vino con miel cocida.

(63) Para que la vagina no se desplace de su lugar natural y no se endurezca, coge dos onzas de cada uno de estos elementos: tuétano

de ciervo, grasa de oca, cera roja y mantequilla. Luego pon en agua a fuego lento fenogreco y linaza con los ingredientes anteriores hasta que se cuezan totalmente, e introduce el preparado en la vagina con un pesario. Se trata de un remedio muy eficaz contra muchas enfermedades del cuello del útero.

El exceso de calor del útero

(64) En ocasiones ocurre que el útero se destempla, de manera que se siente un ardor y un calor enormes en él. El tratamiento es el siguiente:

Coge un escrúpulo de opio, otro de grasa de oca, cuatro de cera y también cuatro de miel, una onza de aceite, las claras de dos huevos y leche materna; mezcla todo e introdúcelo en la vagina con un pesario.

Las lesiones del útero

(65) A veces se generan en el útero inflamaciones y lesiones de diferentes coloraciones.

Si la bilis que sale de la vesícula es la responsable de la lesión, entonces la mujer tendrá fiebre y cáncer. Si la causa deriva de los humores fríos, la lesión estará hinchada y dura; la mujer sentirá pesadez en las caderas, las nalgas y las piernas, acompañada de dolor intenso.

En ocasiones, las lesiones se originan debido a las ventosidades, un golpe u otro tipo de dolencias, o porque la menstruación no cesa. Si se producen en la parte alta o frontal del útero, el dolor se sentirá alrededor de la vagina y como consecuencia se padecerá estranguria. Si la lesión es interna, en el cuello del útero, el dolor será en la zona del ombligo y los riñones. Si está en la parte posterior, el dolor se producirá en la espalda, bajo las costillas, y cursará con estreñimiento. Si la lesión surge de la sangre o de la bilis roja, se presentará fiebre crónica o aguda, sed y dolor intenso.

(66) Por tanto, cuando el calor sea el responsable de la lesión, ayuda untar las partes íntimas de la mujer y sacar sangre de la vena de la planta del pie[18], como asegura Galeno, y no de la mano. Efectivamente, cuando se padece del útero, resulta perjudicial si la sangre se extrae

18 La vena safena.

de ella, porque una sangría de este tipo atrae la sangre hacia arriba y suspende la menstruación. Por esta razón, debe extraerse la sangre de la parte de abajo, dependiendo del estado de la paciente: si está lo suficientemente fuerte para resistirlo, debe hacerse dos veces al día. A continuación, que tome en una bebida agua con ingredientes que mitigan el calor, como el jugo de belladona, de llantén, de siempreviva, de beleño, de mandrágora y similares. Además, para mitigar el dolor y restaurar sus fuerzas, prepararle un emplasto con estos ingredientes: jugo de porcelana, de siempreviva, de psilio, de llantén, de escarola y aceite de rosas. Posteriormente, aplicarle una cataplasma madurativa[19] de linaza con mantequilla, malvavisco, fenogreco, todo cocido con grasa de oca o de gallina, clara de huevo y meliloto. Con estos elementos, juntos o por separado, preparar un pesario.

(67) Para la misma dolencia Galeno dice que ayuda mucho darse un baño de asiento en agua donde se ha cocido nardo.

(68) Pablo de Egina enseña que debe utilizarse un pesario para el endurecimiento del útero, su inversión, inflamación y como carminativo:

Coge el peso de doce denarios de tuétano de becerro, grasa de capón, de ardilla y de tejón; tres escrúpulos de tuétano de cuerno de ciervo, dos dracmas de grasa de oca y de gallina, dos dracmas de miel y el peso de siete denarios de un *cerotum* de hisopo. Triturar y mezclar todos los ingredientes, y atemperarlos con leche materna y aceite de rosas. Insertarlo en la vagina de la paciente con un pesario, además de hacerle un emplasto con los ingredientes mencionados.

(69) Si la lesión es fría y originada a partir de humores espesos, coge fenogreco, meliloto, linaza y ruda. Cuece todos los ingredientes en agua, haz con ellos un emplasto y mete el jugo en un pesario. Prescribe que la mujer se bañe con frecuencia y se aplique emplastos. La dieta deberá ser ligera, para que el espesor de los humores se reduzca.

Si queremos convertir la lesión en sanies, hay que aplicar cataplasmas madurativas y sustancias que permitan que la piel se lacere para que la sanies fluya hacia afuera, como linaza, fenogreco, harina de cebada cocida con harina de trigo, o habas cocidas con excrementos de palomas salvajes. Con todo, si la lesión se lacera y la sanies fluye hacia el interior del cuerpo, hacia la vesícula, la paciente debe beber leche de cabra o de burra, o bien hacer un pesario con una tisana y miel, e insertarlo en el útero.

---

19 Que hace madurar un absceso o una infección.

LAS ÚLCERAS DEL ÚTERO

(70) Algunas veces el útero se ulcera por un tratamiento agresivo o por otro tipo de sustancia; otras veces, por un aborto. Esto se reconoce porque sale la sanies y en el útero se sienten dolor y pinchazos. Si las heridas están originadas por la sanies y la corrosión de las venas, la sanies se vuelve un tanto negra y con un hedor horrible. Por tanto, en primer lugar, deben aplicarse sustancias purificadoras de la sanies y que mitiguen el dolor, tal como el jugo de belladona, de llantén con aceite de rosas, clara de huevo con leche materna y con jugo de porcelana, y lechuga silvestre, que son frías[20] por naturaleza. Procura que la mujer siga una dieta fría. Debe tomar baños en agua donde se hayan cocido rosas, mirto, fenogreco, piel de granada, lentejas, agallas de encina, granadas y similares. Sin embargo, si las venas están putrefactas, debe administrarse sangre de dragón o mirra, bol armenio, incienso o aristoloquia. Hacer con estos ingredientes, juntos o por separado, un enema o un pesario.

(71) No menos eficaz resulta la acacia con la madreselva, introducidas en la vagina con un pesario.

EL PRURITO VAGINAL

(72) Si aparece prurito en la vagina, coge alcanfor, litargirio, bayas de laurel y clara de huevo. Hacer un pesario o un enema.

(73) Galeno dice que el polvo de fenogreco con grasa de oca es útil para endurecer el útero, como atestigua también Hipócrates.

LAS DIFICULTADES PARA CONCEBIR

(74) Hay algunas mujeres que no son capaces de concebir, bien porque son demasiado débiles y delgadas, o bien porque están demasiado gruesas y la carne que rodea el cuello del útero lo constriñe y no permite que penetre el semen del hombre.

Algunas mujeres tienen el útero tan blando y lubricado que cuando recibe el semen no es capaz de retenerlo dentro. Esto a veces sucede

20 Según la teoría de los humores de Hipócrates y Galeno.

también por culpa del hombre: si su semen es demasiado líquido, entra en el útero y a continuación es expulsado.

Algunos hombres tienen los testículos extremadamente fríos y secos, y nunca o casi nunca son capaces de procrear, porque su semen no es apto para ello.

(75) Tratamiento:

Si una mujer es estéril por culpa del hombre o por su propia culpa, se determinará de la siguiente forma:

Coge dos recipientes y echa en ellos salvado. Vierte en uno orina del hombre y en el otro orina de mujer. Deja reposar las mezclas durante nueve o diez días. Si la infertilidad es culpa de la mujer, se habrán formado muchos gusanos en su recipiente y el salvado tendrá mal olor. Sucederá lo mismo en el otro recipiente si la culpa es del hombre. Si no encuentras nada de esto en ninguno de los recipientes, entonces ninguno de los dos es responsable y la medicina podrá ayudarlos a concebir.

(76) Si una mujer desea concebir un varón, indícale al marido que coja el útero y la vagina de una liebre, y los seque. A continuación, atemperar el polvo con vino y beberlo. De la misma manera, indícale a la mujer que haga lo propio con los testículos de una liebre. Cuando acabe con la regla, dile que se acueste con su marido y concebirá un varón.

(77) Otra forma:

La mujer debe coger el hígado y los testículos de un lechón que haya tenido una cerda en parto único; dejarlos que se sequen y se reduzcan a polvo. Si se le da al hombre este polvo disuelto en una bebida, podrá concebir; si se le da a una mujer, también.

(78) Otra forma:

La mujer debe coger lana fresca empapada en leche de burra y aplicarla sobre el ombligo hasta que tenga relaciones con el hombre.

EL RÉGIMEN DE LAS EMBARAZADAS

(79) Ten presente que cuando una mujer inicia su embarazo, hay que tener cuidado de no nombrar en su presencia nada que ella no pueda conseguir, porque si lo pidiera y no se le da, ello puede ser causa de aborto. Sin embargo, si le apetece barro, creta o carbón, pueden dársele habas cocidas con azúcar.

Cuando llegue el momento del parto, debe bañarse con frecuencia, untarle el vientre con aceite de oliva o de violetas y que coma alimentos ligeros y de fácil digestión.

(80) Si se le hinchan los pies, pueden untarse con aceite de rosas y vinagre y que coma aves, membrillos y granadas.

(81) Si tiene distensión en el vientre por gases, coge tres dracmas de cada uno de estos ingredientes: semillas de apio, menta, ameos, almáciga, clavos de olor, cardamomo y raíz de rubia roja; coge además cinco dracmas de azúcar y dos dracmas de los siguientes ingredientes: castóreo, cedoaria y lirio blanco. Preparar un polvo finísimo con ellos y mezclarlo con miel. Administrarle a la mujer tres escrúpulos del preparado con vino. Esta medicina elimina los gases y evita el aborto, si se toma cuando es oportuno.

UN REMEDIO PARA QUEDARSE EMBARAZADA

(82) Si una mujer quiere quedarse embarazada, coge los testículos de un cerdo macho o de un jabalí; sécalos y redúcelos a polvo. Este preparado debe beberse con vino después de la menstruación. A continuación, si tiene relaciones con un hombre, se quedará embarazada.

LAS MUJERES QUE NO DEBEN TENER RELACIONES CON LOS HOMBRES

(83) Galeno dice que las mujeres que tienen la vagina angosta y el útero estrecho no deben tener relaciones sexuales con hombres, para que no se queden embarazadas y corran el riesgo de morirse. Si, con todo, estas mujeres no pueden abstenerse del sexo, necesitarán de nuestra ayuda.

LAS MUJERES QUE NO QUIEREN QUEDARSE EMBARAZADAS

(84) Si una mujer no quiere concebir, debe llevar consigo en contacto con su piel el útero de una cabra que no haya tenido prole.

(85) No obstante, existe una piedra llamada azabache, que evita el embarazo, tanto si la mujer la lleva consigo como si la chupa.

(86) Otra manera:

Coge una comadreja macho y quítale los testículos, dejándola viva. Si la mujer los lleva consigo en su pecho atados con piel de oca o de otro tipo, no se quedará embarazada.

(87) Sin embargo, si quedó dañada por un parto y después, por miedo a morirse, no quiere tener más hijos, deberá poner en la placenta tantos granos de tártago o de cebada como años desea ser estéril. Si quiere quedarse estéril para siempre, que ponga un puñado.

LA PROTECCIÓN DEL FETO

(88) Galeno explica que el feto está ligado al útero como un fruto a su árbol, que, cuando está en flor, es delicadísimo y por cualquier causa puede malograrse. Pero, cuando es adulto y ya está un poco maduro, se adhiere firmemente al árbol y no es tan vulnerable a los accidentes. Cuando está totalmente maduro ya no se malogrará en ningún caso. Así, cuando al principio, tras la concepción, empieza a formarse el niño, los ligamentos con los que se liga al útero son delicados y frágiles, y por cualquier accidente puede producirse un aborto. Por lo tanto, una mujer puede perder el feto por tos, diarrea, disentería, un exceso de actividad, ira o por una sangría. Sin embargo, cuando el feto ya respira, se adhiere con mayor firmeza y es difícil que se desprenda fácilmente. Cuando el niño está completamente maduro, será expulsado enseguida por obra de la naturaleza. Por eso Hipócrates dice que, si una mujer necesita una purga o una sangría durante el embarazo, no deben administrárcele estos tratamientos antes del cuarto mes. En el quinto o sexto, ya podría ser purgada y sangrada, pero siempre con moderación, con un colagogo[21] o con una pócima administrada con cautela, solamente en tanto en cuanto las fuerzas de la mujer le permitan tolerarlos. Más allá de este límite y antes de este momento, la purga resulta peligrosa.

(89) Al acercarse el momento del parto, el niño se mueve más enérgicamente y se esfuerza en salir, cuando la naturaleza, en el momento oportuno, hace que la vagina se abra y que el feto encuentre la salida libre. Así, la fuerza de la naturaleza hace que el feto sea expulsado de su habitáculo, o sea, de la placenta.

---

21 Medicamento para expulsar la bilis de la vesícula.

LAS DIFICULTADES DEL PARTO

(90) Hay mujeres que lo pasan tan mal en el momento del parto que nunca o casi nunca llegan a parir. Esto puede suceder por causas diversas:

A veces, sobreviene un calor extraño alrededor de los órganos internos, debido al cual las mujeres se estrechan enormemente en el parto.

En otros casos, la salida del útero es demasiado pequeña, bien porque la mujer está demasiado gruesa o porque a veces el feto está muerto y no puede ayudar a la naturaleza en su acción. Esto último les sucede a las mujeres jóvenes que paren en invierno, cuando por naturaleza tienen el orificio del útero estrecho, que aún se estrecha más debido al frío de la estación y porque el aire está también más frío. Puede ocurrir también que en la misma mujer todo el calor se evapore y se quede sin fuerzas suficientes para parir.

(91) Tratamiento:

Para las mujeres que paren con dificultad puede ayudar un baño donde se hayan cocido malvavisco, fenogreco, linaza y cebada.

Untar también las caderas, el vientre, los muslos y la vagina con aceite de violetas o de rosas; frotar enérgicamente y darle a beber a la paciente *oxizaccara* junto con polvo de menta y ajenjo: una onza en total.

Hazla estornudar poniéndole incienso en polvo en la nariz y ayúdala a pasear lentamente por la casa.

(92) Los hombres que asistan a las mujeres en el parto, que no les miren a la cara, porque las mujeres suelen avergonzarse en esos momentos y también después.

(93) Si el niño no sale en la posición correcta, por ejemplo, si salen primero las piernas o los brazos, debe estar presente una matrona que, con una mano pequeña, suave y humedecida en una decocción de linaza y fenogreco, vuelva a poner al niño en su sitio y lo recoloque en la posición adecuada.

(94) Si el niño está ya muerto, tritura ruda, artemisia, ajenjo y pimienta negra. Este polvo administrado con vino o con agua de cocción de lupinos resulta beneficioso.

(95) También puede molerse ajedrea y vendarla sobre el vientre: el feto saldrá, vivo o muerto.

(96) La verbena bebida con vino, con agua o con vinagre produce el mismo efecto.

(97) Así mismo, puede dársele a beber a la parturienta la misma cantidad de agua salada o agua de rosas y leche de burra.

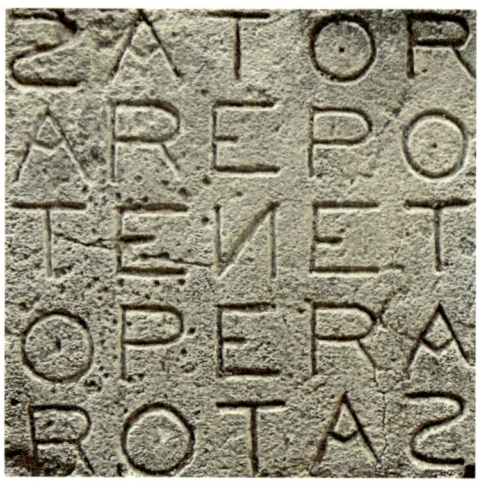

Cuadrado con el palíndromo mágico de Sator. Oppède, Luberon.
Fuente: M. Disdero, 2003.

(98) O bien se pueden escribir en queso o en mantequilla estas palabras: «+ sa. e. op. ab. z. po. c. zy. e. pe. pa. pu. c. ac. sator arepo tenet os pera rotas»[22]. Después, dárselos para que los coma.

(99) O incluso darle a beber mantequilla mezclada con miel y vino.

(100) Si el parto se retrasa, o si el feto está muerto y la mujer no lo puede expulsar, dale a beber «a. ii. i. c. r. z. py. di.», la leche de otra mujer, e inmediatamente parirá.

(101) Para el mismo caso, muele ruda, artemisia, opopónaco y ajenjo con un poco de aceite y un poco de azúcar. Aplícalo sobre las ingles o sobre el ombligo: será más efectivo.

(102) También puedes vendar a la mujer con una piel de serpiente resultado de la muda.

(103) Incluso se pueden vendar los riñones con raíz de calabaza y quitarla nada más se expulse el feto, para que el útero no salga después del niño.

(104) Si la placenta se queda dentro, hay que darse prisa en extraerla. Por tanto, provocar que la mujer estornude, tapándole la boca y la nariz.

(105) Otra manera:

Hacer lejía de cenizas de fresno y mezclarla con una dracma de polvo de semillas de malvavisco. Darle a beber el preparado a la parturienta y vomitará de inmediato.

---

22   Esta fórmula mágica, relacionada con el Cuadrado Sator, y la siguiente (§100) son las únicas que aparecen en la *Trotula*.

(106) Si la sangre no sale, hay que proceder de la misma manera que se ha indicado para provocar la menstruación.

(107) También puede dársele el mismo polvo de semillas de malvavisco con agua caliente. Si vomita, será efectivo.

(108) Practícale fumigaciones desde abajo con ojos de pescado salado, con pezuña de caballo, o con excrementos de gato o de cordero. Estos remedios consiguen que se expulse la placenta.

(109) También resulta útil cocer linaza en agua caliente y dársela a beber a la mujer.

(110) El mismo resultado se obtiene con bedelio en vino.

(111) No obstante, si la sangre no sale después de la placenta, proceder de la misma manera que se ha indicado para provocar la menstruación.

(112) Si el útero duele después del parto, coge una dracma de cada uno de estos ingredientes: estoraque, incienso y opio, además de dos dracmas de semillas de uva negra. Ponerlos sobre carbones al rojo vivo y aplicarle a la mujer la fumigación. Este tratamiento es muy beneficioso.

LOS SIGNOS DEL EMBARAZO

(113) Para saber si una mujer está embarazada de un niño o de una niña, coge agua de manantial. Que la mujer extraiga dos o tres gotas de sangre o de leche del lado derecho del cuerpo y que las vierta en el agua. Si se van al fondo, tendrá un varón; si quedan flotando, será una niña.

(114) Hipócrates dijo al respecto que la mujer que está embarazada de un varón tiene buen color y el pecho derecho más grueso. Si está pálida, parirá una niña y tendrá el pecho izquierdo más grueso.

LAS DIFICULTADES DEL PARTO

(115) Cuando el parto se presenta difícil debido a la estrechez del cuello del útero, que es la causa más grave de todas, prescribimos lo siguiente:

Procurar que en los últimos tres meses de embarazo la mujer lleve una dieta con alimentos ligeros y de fácil digestión, para que los órganos se dilaten, como por ejemplo yemas de huevo, carnes y vísceras de pollo, aves pequeñas como la perdiz o el faisán y peces con escamas con una buena salsa.

Debe tomar con frecuencia baños de agua templada. Si le añaden al agua plantas emolientes como el malvavisco y similares, resultará más beneficioso. Que evite los baños al aire libre y los de vapor. Cuando salga del baño, aplicarle del ombligo para abajo ungüentos calientes, como por ejemplo los de aceite de laurel, de linaza, grasa de oca, de pato o de gallina.

El régimen de las parturientas

(116) Cuando el parto es inminente, que la mujer se prepare como de costumbre; lo mismo hará la matrona con mucha cautela.

Debe provocarse en la mujer el estornudo tapando la nariz y la boca, para que el máximo de su fuerza y de su energía se dirija hacia el útero. Después, administrarle una decocción de fenogreco con mucílago de linaza y psilio, o un poco de *tiriaca* o de *diathessaron* en una decocción de artemisia en vino.

(117) Para el mismo caso, haz preparar unas pastillas con gálbano, asafétida y mirra, o ruda, y practicar una fumigación en la nariz.

Sobre todo, hay que tener cuidado de que la mujer se aparte del frío, y que no se le haga ninguna fumigación aromática en la nariz. Esta puede aplicarse en el cuello del útero con mayor seguridad, porque el útero sigue los aromas y huye de los hedores. Para este particular valen especies aromáticas como el almizcle, el ámbar, la madera de aloe y plantas también aromáticas, como la menta, el hinojo, el orégano y similares.

(118) De la misma manera, se tendrá en cuenta que hay ciertos remedios medicinales cuyas propiedades son oscuras, pero resultan beneficiosos cuando los aplican las matronas. Por tanto, haz que la paciente tenga en su mano derecha un imán, pues ayudará.

(119) Que la parturienta beba ralladura de marfil.

(120) Ayuda llevar un coral colgado del cuello.

(121) Para el mismo caso ayuda esa sustancia blanca que se encuentra en los excrementos del halcón en una bebida.

(122) Otra manera:

En el vientre de la golondrina o en su nido se encuentra la piedra[23] del polluelo primogénito: el agua en la que se lava es muy eficaz en estos casos y en muchos otros.

23 En el vientre de los pollos de golondrina se forman unas piedrecitas de colores variados, a las que siempre se les ha atribuido propiedades curativas y mágicas.

El desarrollo del embrión

(123) En el primer mes se produce la limpieza de la sangre. En el segundo, se manifiestan la sangre y el cuerpo. En el tercero, nacen las uñas y el pelo. En el cuarto, el feto empieza a moverse y produce náuseas a la embarazada. En el quinto mes, el feto empieza a parecerse al padre o a la madre. En el sexto se forman los nervios, y en el séptimo se afianzan los huesos y los propios nervios. En el octavo mes, la naturaleza hace su trabajo y el bebé completa su formación. En el noveno, sale de las tinieblas a la luz.

Los cuidados del recién nacido

(124) Nada más nacer el niño, hay que presionarle las orejas. Esta operación deberá hacerse varias veces. Cuando se le amamanta, hay que procurar que la leche no le entre en los oídos o en la nariz

El cordón umbilical debe anudarse a tres dedos del vientre, porque el miembro viril será más grande o más pequeño dependiendo de la sujeción del cordón.

Para que el niño hable más pronto, untarle el paladar con miel y la nariz con agua caliente.

Es conveniente lavarlo siempre con ungüentos, y sonarle y limpiarle los mocos.

Además, hay que masajear al niño constantemente y vendar completamente sus articulaciones con una faja para inmovilizarlas, así como para rectificar sus miembros: cabeza, frente y nariz.

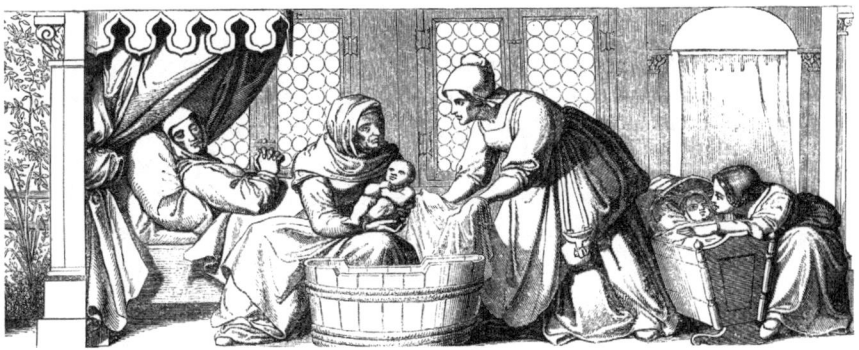

Partera medieval bañando a recién nacido. Fuente: Grafissimo.

La barriga y los riñones deberán ser atemperados con calor, para que expulsen la grasa y la humedad excesivas. Si una de estas dos características aparece, evitar el vendaje habitual y dejarle dormir más tiempo del normal. A continuación, bañar al niño en agua caliente y enfajarlo como siempre.

Debe administrársele una dosis pequeña de medicina para dormir.

Hay que masajear su piel uniformemente, práctica que será habitual después de amamantarlo.

Nada más nacer, hay que taparle los ojos y en especial protegerlo de una luz demasiado intensa.

Enseñarle figuras de diversos tipos, paños de colores variados y perlas; decirle palabras sencillas y cantarle canciones, que no deberán contener palabras fuertes o graves, como las de los lombardos.

Cuando se acerque el tiempo de hablar, que la nodriza le unte con frecuencia la lengua con miel y mantequilla. Esto debe hacerse especialmente si tarda en hablar. Hay que hablar mucho delante del niño, diciendo palabras fáciles de pronunciar.

Cuando le vayan a salir los dientes, frotarle todos los días las encías con mantequilla y grasa de gallina, y untarlas con agua de cebada, aplicándola también al cuello y a las vértebras.

Si el vientre se le ablanda, aplicarle un emplasto con comino y vinagre mezclados con azúcar; también hay que darle de comer goma arábiga mezclada con bol armenio. En cambio, si el vientre se estriñe, preparar un supositorio con miel, algodón y excremento de ratón, y aplicárselo.

Cuando llegue el momento de comer alimentos sólidos, prepararle unos magdaleones de azúcar o similar con leche en forma de bellotas para que pueda cogerlos con las manos, jugar con ellos, chuparlos e ir tragándolos poco a poco.

Hay que darle de comer carne de pechuga de gallina, faisán y perdiz, porque una vez que pueda tomar bien estos alimentos, empezará a cambiarte la leche. No permitas que mame por la noche, como se ha dicho antes[24]. Hay que ir quitándole el pecho progresiva y ordenadamente, teniendo en cuenta de no destetarlo en la estación cálida.

(125) Si un miembro del niño es más grande que otro, puede reducirse a su justa medida si la dolencia es reciente. Si es antigua, no hay nada que hacer. Para una dolencia reciente lo ayudaremos de la siguiente forma:

24　Puede que este comentario se refiera a una sección anterior que no está incluida aquí (GREEN, M.H. 2009, p. 183 n. 61).

Primero hay que aplicar fomentos en el miembro afectado a partir de una decocción de las siguientes plantas: acanto, raíz de malvavisco, hojas de apio, perejil e hinojo, y todo tipo de las plantas diuréticas. Hervirlas en agua, poner el miembro del paciente sobre el recipiente y vendarlo con un paño de lino para que sude. A continuación, cocer en agua manzanilla y malvavisco, derretir cera en esa mezcla viscosa y cubrir con ella el miembro entero. Luego, vendar con un paño de lino bien apretado, para que el miembro del paciente sude una noche. Por la mañana, dale unas friegas para que las fuerzas se despierten y fluyan hasta la parte dolorida. Hecha esta operación, frotar inmediatamente el miembro con *dialtea* según esta mezcla: dos tercios de *dialtea* por uno de aceite de laurel. Untar con la mezcla el susodicho miembro tres o cuatro veces al día. Entonces, tritura por separado *diaceraseos*, *ceroneum* y *oxicroceum*. Luego, cocer malvavisco y ablandar ese polvo en ese preparado viscoso, mezclándolo bien. Cubrir con él completamente el miembro afectado y atarlo con una venda. Puede aliviarse también con fomentos y emplastos. Una vez realizadas estas operaciones, debe prescribirse reposo y tiempo libre, que el paciente lleve una dieta caliente y húmeda, y que beba vino tinto de buena calidad con moderación, hasta su curación. También son útiles los baños de agua templada.

La elección de la nodriza

(126) Es conveniente que la nodriza sea joven, que tenga la piel clara, una mujer que combine el rubor con el candor, que su último parto no esté muy reciente ni muy distante, que no tenga manchas ni los pechos caídos, tampoco demasiado grandes, sino un seno ancho y amplio, y que sea un tanto gruesa.

Dieta:

La nodriza no debe comer alimentos salados, picantes o amargos; tampoco demasiado calientes ni astringentes; ni puerro, ni cebolla, ni otras especies que se le echan a la comida para darle sabor, como la pimienta, el ajo y la rúcula; sobre todo evitar el ajo.

También debe evitar la ansiedad y procurar no tener la regla.

Si la leche disminuye, deben dársele purés de harina de habas o de arroz, hechos con pan de sémola, leche y azúcar, para que produzca más leche. A estos preparados añadir unas cuantas semillas de hinojo.

Si por el contrario su leche es densa, su comida debe aligerarse y obligarla a trabajar. Además de esto, hay que darle jarabe de vinagre y vino ligero.

En cambio, si la leche es demasiado ligera, sus alimentos deberán ser grasos y fuertes, y que procure dormir más.

Si el niño tiene el vientre suelto, que la nodriza consuma comida astringente.

LAS PÚSTULAS DE LOS NIÑOS

(128) A los niños les nacen unas pústulas pequeñas, que se reducen con sal molida y atada con una venda hasta que desaparecen. No se les deben dar alimentos untuosos ni dulces. Sin embargo, si en el cuerpo del niño aparece un furúnculo, hay que darle a la nodriza agua de cebada y de tanto en tanto practicar una escarificación[25]. Que no coma alimentos dulces ni salados.

La calidad de la leche de la mujer también se reconoce de la siguiente manera:

Si se echa una gota sobre una uña, esta no debe ser ni débil, ni líquida, ni espesa, ni coagulada en exceso, sino que tiene que tener olor bueno y dulzor puro. En cambio, la leche que es salada o tiene mal olor no es un alimento conveniente para el bebé.

LAS DIFICULTADES PARA CONCEBIR

(129) La imposibilidad para concebir puede ser tanto por un defecto del hombre como de la mujer.

El defecto de la mujer es de naturaleza doble: proviene de un exceso de calor y de humedad del útero, pues puede ocurrir que este sea demasiado blando e incapaz de retener el semen. Otras veces, una excesiva humedad puede ahogar el semen. Hay casos en que la mujer no puede concebir debido a un exceso de calor en el útero, que quema el semen. Por tanto, si la causa proviene del exceso de calor y sequedad, estos serán los síntomas en la mujer: heridas y excoriaciones en los labios como por efecto del viento del norte, pústulas rojas, sed frecuente y

25 *Vid. supra* § 27.

caída del cabello. Si observas estos síntomas, la mujer tiene sobre treinta años y los presenta desde hace tiempo, darás el caso por incurable. Sin embargo, si la mujer es joven y su enfermedad no es crónica, la tratarás de esta manera:

Cuece en agua malvavisco y artemisia, y con esta decocción le administrarás tres o cuatro fumigaciones. Entre una y otra, aplícale supositorios y pesarios para la vagina compuestos de almizcle y de aceite de almizcle para fortalecer el útero. Al séptimo día, después del purgante o de la fumigación, coge una nuez de *trifera magna*, envuélvela en algodón y prepara un supositorio para la vagina, de manera que, tras muchas fumigaciones, el útero recupere la fuerza, la suavidad y la blandura, y logre secarse por el efecto de los supositorios y de las fumigaciones. La mujer cogerá fuerzas con este tratamiento. Al día siguiente, deberá procurar acostarse con su marido. Si es necesario, aplicarás este tratamiento de fumigaciones la semana siguiente, y también los otros remedios, como se ha explicado, hasta que desaparezcan los síntomas. El coito deberá producirse dos o tres veces a la semana para que la mujer se quede embarazada más rápidamente.

(130) No obstante, si la mujer no puede concebir debido al exceso de humedad en el útero, presentará lagrimeo constante. Como el útero está unido al cerebro gracias a los nervios, es obvio que el cerebro sufre al mismo tiempo que el útero. Por esta razón, si el útero tiene exceso de humedad, el cerebro se llenará de ella también. La humedad desciende hasta los ojos, se aprietan involuntariamente y segregan lágrimas. Como el cerebro sufre al mismo tiempo que el útero, el síntoma es la angustia mental de la mujer por la retención de la menstruación. Por ello, hay que purgar a la paciente con el *Theodoricon euporiston*. Prescribimos que se preparen entre tres y cinco píldoras de este *Theodoricon* o de *Paulinum*. Envolver las píldoras en algodón para evitar que se deshagan e insertarlas lo más adentro que se pueda en la vagina. Si el útero no ha sido bien purgado, al día siguiente prepararás un pesario de la misma manera que el de la *trifera*[26] con el almizcle. Este tratamiento deberá aplicarse bastante tiempo, hasta que compruebes que la mujer ha eliminado la humedad excesiva. A continuación, le insertarás en la vagina un poco de almizcle con aceite u otra sustancia aromática. Si está bien purgada, sentirá el olor del almizcle en la boca, y si alguien la besa, creerá que lo lleva en la boca. De igual manera, si tiene mucha sed con el purgante,

---

26 No se especifica si es la *trifera magna* o la *trifera saracenica* (*Vid.* GLOSARIO).

sabrás que se ha purgado bien. Hechas estas operaciones, la mujer deberá acostarse con frecuencia con su marido para lograr concebir.

LA ESTERILIDAD MASCULINA

(131) Si el hombre es el que impide la concepción, puede ser debido a una falta de la fuerza que hace salir el esperma, o a falta de humedad o de calor en el propio esperma.

Si se debe a la falta de calor, el hombre no tendrá ganas del coito. Por tanto, conviene untarle los riñones con *arrogon*, o coger semillas de rúcula y euforbia, y triturarlas finamente; mezclarlas con aceite de almizcle y aceite de poleo, y untar los riñones con el preparado. Por esta escasez de calor, el hombre no siente deseo sexual ni tiene erecciones. Podemos ayudarlo con un ungüento que aumente sus fuerzas.

Si no se produce la concepción a causa de escasez de esperma y durante el coito se expulsa poco o ningún semen, podemos ayudar a estos hombres con sustancias que aumenten la cantidad de esperma: cebollas, chirivías y similares.

LIBRO SOBRE LAS ENFERMEDADES DE LAS MUJERES
PARTE II

«TRATAMIENTOS PARA LAS MUJERES»

EL TRATAMIENTO

(132) Para hacer una compilación sucinta de los tratamientos femeninos, hay que tener en cuenta que unas mujeres son calientes y otras frías. Para determinarlo, hay que hacer la siguiente prueba:

Untamos un trozo de estopa con aceite de poleo o de laurel, u otro aceite caliente, e insertamos el tamaño del dedo meñique en la vagina de la mujer por la noche cuando vaya a acostarse, atándoselo alrededor de las piernas con un hilo resistente. Si resulta atraído hacia el interior, nos indicará que sufre de frigidez. Si, por el contrario, lo expulsa, sabemos que sufre de calor. En cualquiera de los dos casos puede ayudársela de la siguiente manera:

(133) Si el calor es la causa de su dolencia, debe practicársele una fumigación de plantas frías de la siguiente forma:

Ya que los contrarios se curan con los contrarios[1], hagamos una decocción con malvavisco, violetas y rosas en agua y procedamos a la fumigación.

(134) Si por el contrario la causa es el frío, lo cual es mejor, hagámosle a la paciente una fumigación y un pesario con poleo, hojas de laurel y persicaria. De esta manera limpiaremos el exceso de humores y la mujer será apta para la concepción. A continuación, les practicamos una fumigación porque es sorprendentemente eficaz y la reconforta:

---

1 *contraria contrariis curantur,* en el original latino. Principio inspirador de la medicina de Hipócrates y Galeno.

Coge clavos de olor, nardo, estoraque calamita y nuez moscada. Mételos en una cáscara de huevo y ponlos sobre un poco de carbón al rojo vivo. Manda preparar una silla con el asiento perforado para que todo el humo inunde el interior del cuerpo femenino.

CÓMO PROVOCAR LA MENSTRUACIÓN

(135) Hay mujeres que, cuando llega el momento de la menstruación, no tienen la regla o, si la tienen, es muy escasa. Las ayudaremos de la siguiente manera:

Coge raíz de sauce rojo con el que se atan los barriles y límpiala bien de su corteza exterior. Después de triturarla, atempérala con vino o con agua, y hiérvela. Por la mañana, dale a beber a la paciente esta poción cuando aún esté templada.

Si tiene mucho dolor, le daremos este tipo de comida:

Triturar rubia roja y malvavisco, y mezclarlas con harina de cebada y clara de huevo. Haremos con la mezcla unas galletas. Estas plantas preparadas de este modo valen también para hacer una fumigación para provocar la menstruación.

LA MENSTRUACIÓN ABUNDANTE

(136) Por el contrario, a las mujeres que tienen menstruaciones demasiado abundantes las ayudaremos de esta manera:

Coge unas suelas viejas, poleo y hojas de laurel, y cuece todo junto. Una vez hecha esta operación, prepara una fumigación.

Mezclar cenizas calientes con vino tinto caliente y formar una pasta. Dejar que se ablande y formar unas cuñitas, envolverlas en un paño de lino e insertarlas tibias en la vagina.

(137) Este otro remedio también reduce la menstruación:

Coge hierba estrella pulverizada con ceniza de ortiga blanca. Atemperar con agua de lluvia y dar a beber a la paciente, sin omitir la fumigación mencionada, que reconforta los úteros fríos.

(138) Este otro remedio también reconforta:

Coge nardo, clavos de olor, nuez moscada y el resto de purgantes que dijimos que son útiles para la concepción.

LAS MUJERES QUE PAREN CON DIFICULTAD

(139) A las mujeres que paren con dificultad las ayudaremos de la siguiente manera:

Preparar un baño para la paciente. Nada más salga, aplicarle una fumigación con nardo y sustancias aromáticas similares.

Para que el canal del parto se vuelva más resistente y se abra mejor, haz que la mujer estornude con polvo bien fino de eléboro blanco. Pues, como dice Cofón, los miembros se sacuden, se rompen los cotiledones de la placenta, el feto puede ser extraído y se produce el parto.

EL DOLOR DE ÚTERO DESPUÉS DEL PARTO

(140) Para el dolor de útero después del parto, preparar este remedio:

Como el útero se comporta como una fiera salvaje tras vaciarse de repente, moviéndose aquí y allá como si anduviese errante, provoca un dolor intenso. Por tanto, coge cimas de saúco, tritúralas y atempera su jugo con harina de cebada y clara de huevo. Con esa masa haz unas galletas con manteca y que la paciente las coma.

Démosles de beber a estas mujeres vino caliente en el que se haya hervido comino.

LA PROTECCIÓN DE LAS MUJERES SOLTERAS Y VIUDAS

(141) A algunas mujeres a las que no se les permiten las relaciones sexuales, bien porque han hecho votos, porque están en régimen religioso, o porque son viudas. Como a estas mujeres no les está permitido romper sus votos, tienen ganas de relaciones y no practican el sexo, caen en graves enfermedades. Así pues, para estas mujeres debe prepararse el siguiente remedio: Coge algodón y aceite de almizcle o de poleo. Unta la vagina y méteselo dentro. Si no tienes un aceite de este tipo, disuelve *trifera magna* en un poco de vino caliente e insértalo en la vagina con algodón o lana húmeda. Este preparado frena la lujuria y calma el dolor.

Ten en cuenta que no debe prepararse un pesario para que no dañe el útero, porque el cuello está unido a la vagina como los labios a la boca, a no ser que se produzca la concepción, porque en ese caso, el útero se retrae.

Tratamiento para la concepción

(142) Existe otro tratamiento con el que conseguimos que el útero sea apto para la concepción. Como algunas mujeres son gruesas, como si padeciesen hidropesía, y otras delgadas, ni unas ni otras son aptas para concebir. Ayudaremos a unas y a otras de diferente manera:

Así, si la mujer es flemática y gruesa, hagamos que tome un baño de agua de mar, desalada moderadamente con agua de lluvia, al que habremos añadido diversas plantas: enebro, hierba gatera, poleo, laureola, ajenjo, artemisia e hisopo, y plantas calientes de este tipo. Que permanezca en el baño el tiempo necesario hasta que sude bastante. A continuación, que se meta en la cama con cuidado y se tape bien. Si pide de comer, darle sobre todo *rosata novella*. Además, debe tomar alimentos buenos, sanos y calientes, y vino de buena calidad con moderación. Prepararle el baño tres o cuatro veces al día, y al día siguiente, lo mismo. Sin embargo, al tercer día, practícale una buena fumigación aromática, como dijimos antes. Administremos este tratamiento también a los hombres fríos, y en lugar de la fumigación, démosles medicinas calientes y vigorizantes.

(143) En cambio, si la mujer es gruesa, como si padeciese hidropesía, atemperar excrementos de vaca con vino de buena calidad y después untar con el preparado a la mujer. En ese momento, que se meta en el baño hasta el cuello. El baño deberá estar muy caliente, preparado con fuego de madera de saúco, de manera que la paciente sude abundantemente mientras está metida en él; como si fuese en un baño de vapor, debe permanecer en él para que se limpie por la parte de abajo y lo que salga sea de color verdoso. Después de haber sudado bastante, que se lave con el agua del baño que explicamos antes y que se vaya a la cama con cuidado. Hacer este tratamiento dos, tres o cuatro veces a la semana y la mujer adelgazará bastante. Dale bien de comer, y que beba vino aromatizado de buena calidad. También esta cura vuelve delgados a los hombres gruesos.

Tratamiento para los hombres gruesos

(144) También debemos tratar a los hombres gruesos. Preparémosles una fosa en la arena de la orilla del mar y untémosles como se ha descrito. Cuando el calor sea muy fuerte, meteremos al paciente hasta

la mitad, cubierto con arena caliente, para hacerlo sudar. A continuación, lavarlo bien con el agua del baño que explicamos antes.

LA EXTRACCIÓN DEL FETO MUERTO

(145) A las mujeres que sufren mucho al parir un feto muerto, las ayudaremos de la siguiente manera:

Pongamos a la paciente en una sábana de lino y que cuatro hombres fuertes la sostengan por las cuatro esquinas; que la mujer tenga la cabeza ligeramente levantada. Que los hombres tiren en diagonal de los bordes opuestos y parirá inmediatamente.

LA RETENCIÓN DE LA PLACENTA

(146) Hay algunas mujeres a las que se les queda dentro la placenta después del parto. Las ayudaremos a expulsarla de la siguiente forma:

Extraer jugo de puerro y atemperarlo con aceite de poleo o de almizcle, o con jugo de borraja. Dárselo a beber a la paciente y expulsará la placenta inmediatamente, porque quizás vomitará y por el esfuerzo del vómito saldrá, pues este jugo es lo suficientemente potente como para provocar su expulsión.

EL FLUJO EXCESIVO DE SANGRE DESPUÉS DEL PARTO

(147) Hay algunas mujeres que después del parto tienen un flujo excesivo de sangre. Las ayudaremos de la siguiente manera:

Extraer jugo de artemisia, salvia, poleo, persicaria y otras plantas de este tipo. Hacer unas galletas y dárselas a la paciente para comer. Procuremos que tome baños con frecuencia de la manera en que se ha explicado. Con ello la ayudaremos a retener la sangre.

(148) Otro modo:

Coge arcilla y atempérala con vinagre. Haz un emplasto para la parte derecha del cuerpo, sobre el hígado. Si sale sangre de la nariz, aplicaremos un poco de este emplasto, extendiéndolo por las sienes y la frente. Ten en cuenta que este sangrado de la nariz no se produzca si la mujer no ha tenido un varón.

LOS ACCIDENTES DE LAS PARTURIENTAS

(149) Hay algunas mujeres que sufren accidentes en el parto. Esto es debido a un error de los que las asisten y por esta razón las mujeres lo mantienen en secreto.

En efecto, hay algunas en las que la vagina y el ano se convierten en un solo orificio y en un único canal. Por esta razón, su útero sale para afuera y se endurece. Para colocárselo bien de nuevo, las ayudaremos de la siguiente manera:

Aplicar con cuidado en el útero fomentos de vino caliente en el que se haya cocido mantequilla, de manera que el útero se ablande. Entonces, con suavidad, lo recolocamos. A continuación, cosemos la rotura entre el ano y la vagina en tres o cuatro puntos con hilo de seda. Pondremos después un paño de lino de la medida de la vagina y la embadurnaremos de pez líquida. Debido al hedor de la pez, se consigue que el útero se retraiga. Curaremos las heridas con polvo de consuelda mayor, o de consuelda y margarita, y comino. Rociar con este polvo y meter a la paciente en la cama con los pies más altos que la cabeza. Que se ocupe de sus cosas allí durante ocho o nueve días, que coma todo lo que quiera, que haga allí sus necesidades y lleve una vida normal. Conviene evitar que se bañe hasta que considere que lo puede aguantar. Además, resulta apropiado que se abstenga de todo lo que pueda producirle tos y de los alimentos indigestos. Deben observarse estas normas escrupulosamente.

En el parto, la ayudaremos de la siguiente manera:

Preparar un paño con forma de pelota oblonga y metérselo en el ano, de manera que, al empujar para expulsar al niño, el ano quede protegido con firmeza para que no suceda lo de antes.

LA SALIDA DEL ÚTERO Y SU TRATAMIENTO

(150) A algunas mujeres se les sale el útero por otras causas, como sucede con las que no pueden soportar el pene por culpa de su tamaño o longitud. Como están obligadas, lo toleran.

Si el útero sale, se endurece. A estas mujeres las ayudaremos del modo siguiente:

Si no tenemos pez, cogeremos un paño impregnado en aceite caliente de poleo o de almizcle. Luego, lo escurrimos y embadurnamos la vagina. Lo colocamos en el útero y lo atamos para que se retraiga por sí mismo y se caliente. Para esta dolencia indicamos evitar alimentos que causen tos.

LA ENTRADA DE AIRE EN EL ÚTERO

(151) A algunas mujeres a través de la vagina les entra aire, que se traslada a la parte derecha o izquierda del útero, y genera tantos gases que pueden aparecer heridas o problemas intestinales. Se da la casualidad de que Trótula fue llamada como maestra[2] para esta intervención, cuando una joven tenía que ser operada de ventosidades porque parecía que tenía una herida en el útero, y se quedó maravillada con el caso. Entonces, la hizo venir a su casa para poder saber en secreto la causa de su enfermedad. Una vez que descubrió que el dolor no provenía de una herida o de una inflamación del útero sino de los gases, hizo que la muchacha tomase un baño en el que se habían cocido previamente malvavisco y parietaria. Luego, le dio unas friegas suaves una y otra vez en sus miembros, tratando de ablandarlos, y la hizo permanecer en el baño bastante tiempo. Después de salir, le preparó un emplasto a base de jugo de rabaniza y harina de cebada, y se lo aplicó un poco caliente para reducir las ventosidades. Nuevamente la hizo meterse en el baño y de esta manera se curó.

LA SALIDA DEL ANO

(152) La salida del ano es una dolencia común tanto en hombres como en mujeres, y es causa de sangrado. Entonces, ayudaremos a reducir el sangrado y a recolocar el ano en su sitio de la siguiente manera:

En primer lugar, apliquemos al paciente unos fomentos a base de decocción de vino con ajenjo, que aplicaremos en el ano. Frotar bien toda la zona con un abrasivo para reducirlo. Después de esta operación, rociar con ceniza de sauce y con su raíz, junto con espina de

---

2   *Unde contigit quod Trotula vocata fuit quasi magistra operis* (...), en nuestro original. El título de *magistra* es un título académico vetado a las mujeres en este tiempo, por eso el texto dice *quasi magistra*: «como si fuese maestra» en medicina, debido a sus conocimientos, su práctica y su buena fama.

pescado salado; recoloquemos el ano con un paño de lino. Repetir el tratamiento dos veces al día durante tres días y el paciente se curará.

(153) Hay personas a las que el ano no se les sale, pero sufren muchísimo dolor. Las ayudaremos del siguiente modo:

Triturar aloe y atemperarlo con vino caliente. Cuando aún esté templado, empapar con él un paño de lino, lana o algodón, y aplicarlo en el ano. Esto mitigará el dolor y reducirá la inflamación.

LA INFLAMACIÓN DEL PENE

(154) A algunos hombres se les inflama el pene, que presenta muchos agujeros y excoriaciones, que también afectan al prepucio. Les ayudaremos del modo siguiente:

Hervir en agua malvavisco y, una vez cocido, escurrirlo de manera que no quede nada de agua. Después, machacarlo con manteca caliente o mantequilla sin sal ni aceite y ponerlo al fuego. Envolverlo así caliente en una hoja de col y un paño de lino. Envolver con él el miembro viril. Este tratamiento reduce la inflamación. A continuación, retraer el prepucio y lavar con agua caliente su cuello ulceroso y excoriado. Rociarlo con polvo de pez griega y de caries de madera o de gusanos, junto con rosa y raíz de verbasco barbado y arándanos. Si no tienes arándanos, esos cuatro ingredientes bastarán. Aplicar este tratamiento dos o tres veces al día hasta que el paciente se cure.

EL DOLOR INTESTINAL

(155) A algunas personas les sobreviene dolor intestinal. Les ayudaremos así:

Cocer belladona en agua con cenizas y aplicarla en la zona dolorida.

(156) Otra manera:

Cocer sésamo crudo con sus semillas y aplicarlo en la zona dolorida.

LA ESTRANGURIA

(157) La estranguria la pueden sufrir tanto hombres como mujeres. Con los hombres procederemos de la siguiente manera:

Aplicar en la zona púbica berros cocidos y hacer que el paciente se meta en el agua de cocerlos.

Sin embargo, en el caso de las mujeres que sufren la misma dolencia, les practicaremos una fumigación de mastranzo, hierba gatera y poleo.

Tanto en el caso de los hombres como en el de las mujeres, prepararemos un baño de vapor con agua donde se han cocido enebro, hierba gatera, hierba de gato, mastranzo, hojas de laurel, poleo, ajenjo y artemisia. Administrarles cicuta en el propio baño. De esta manera los pacientes se aliviarán, aunque tengan un cálculo en la vejiga y no haya sido diagnosticado, porque lo expulsarán a través de la orina, como si fuesen arenillas.

LOS CÁLCULOS

(158) De la misma manera, también para los cálculos, coceremos saxifraga en el agua que daremos a beber a los que sufren de esta afección. Si tienen ganas de vino, lo diluiremos en esta agua. Administraremos este tratamiento dos o tres veces al día durante cuatro o cinco días. Hay que tener en cuenta que, si no orinan, es señal de que el cálculo se ha solidificado.

(159) A continuación, recogemos los tratamientos del maestro Ferrario[3] para romper y expulsar los cálculos si están en el cuello de la vejiga:

Coge malvavisco, hinojo marino, col silvestre, saxifraga, parietaria, y *senationes*[4], o sea, berros, así como ameos y semillas de ortiga. Cuece todo en un tercio de vino, un tercio de aceite y un cuarto de agua de mar o agua salada. Aplicar fomentos con esta decocción, acercando estas plantas lo más posible a las zonas afectadas. Con este tratamiento, el maestro Ferrario hizo que uno expulsase una piedra de la vejiga, que tras aplicar muchos fomentos extrajo por un agujero practicado cerca del perineo; además untó el pene y sobre todo la cabeza del pene con aceite de laurel y *unguentum aureum*.

---

3   GREEN, M. H. (2009) comenta al respecto de este pasaje que no ha encontrado ninguna pista sobre este tratamiento en los escritos de Ferrario (*Vid.* p. 223, n. 26).

4   *Senationes, id est, nasturcium aquaticum* en nuestro texto. Vid. DU CANGE (1883-1887), *s.v.* senatio.

EL FLUJO POR UNA LESIÓN

(160) Hay mujeres que sufren, o parecen sufrir, de flujo por una lesión o por el semen en el útero, así como hay algunas ancianas que expulsan un flujo sanioso. A estas pacientes hay que ayudarlas provocándoles la menstruación, porque son estériles.

(161) Otras mujeres estériles expulsan sanies de manera parecida. Esto sucede en el momento de la menstruación, pues, como no tienen la regla, en lugar de ella segregan sanies debido a su frialdad, como si bajase del hígado un flujo caliente. Las ayudaremos de la siguiente forma:

Practiquémosles una fumigación con vino o agua donde se hayan cocido las plantas calientes referidas antes. A continuación, atemperaremos *trifera magna* en aceite de poleo o de almizcle. Envolver el preparado en un paño de lino, de lana o de algodón y aplicarlo en la vagina.

(162) Otras mujeres jóvenes sufren de lo mismo debido a la falta de la regla, aunque en este caso se sienten aliviadas cuando se les provoca la menstruación. Hay que tener en cuenta que algunas mujeres calientes son estériles y no sufren este tipo de flujo, sino que se quedan secas como si fuesen hombres.

(163) A las mujeres que tienen flujo sanioso junto con la menstruación las sentaremos sobre una masa de rúcula silvestre cocida en vino, metiendo en medio un paño de lino mientras esté caliente.

(164) También para lo mismo:

Coge poleo en polvo y ponlo en un saquito tan largo como ancho, para que ambos lados puedan atarse a las partes íntimas. La paciente deberá llevarlo en la vagina para evitar el flujo. Antes de ser aplicado debe calentarse al fuego, para reforzar tanto el ano como la vagina.

EL AIRE ENCERRADO EN EL ÚTERO

(165) Como hemos dicho, algunas mujeres cogen aire a través de sus genitales, que les provoca dolor e hinchazón. Apliquémosles fomentos a base de una decocción de mostaza negra o de nabiza.

El prurito y la excoriación de los genitales

(166) Estas mismas mujeres a veces padecen prurito en los genitales, que acaban escoriándose porque se rascan. En ocasiones les salen pústulas que pueden convertirse en lesiones más grandes. En estos casos debemos untar los genitales con un ungüento que valga para las quemaduras causadas por el fuego, el agua hirviendo y excoriaciones de este tipo.

Coge una manzana, bol armenio, almáciga, incienso, aceite, vino caliente, cera y sebo y prepáralos de la siguiente forma:

Poner la manzana limpia, pelada y triturada en una olla al fuego con el aceite, la cera y el sebo; cuando levante el hervor, añadir la almáciga y el incienso pulverizados. A continuación, filtrar el preparado con un paño. Ten en cuenta que, si se aplica este ungüento sobre una quemadura, hay que cubrirlo con una hoja de hiedra cocida en vino o en vinagre, o con una hoja de lirio amarillo. Este remedio resulta muy eficaz.

Ungüento para las quemaduras solares

(167) Las mujeres de Salerno preparan un ungüento muy eficaz para las quemaduras solares y cualquier tipo de heridas, principalmente las producidas por el viento; también vale contra las pústulas producidas por el aire, y contra las manchas y excoriaciones de la cara.

Coge una onza de raíz de lirio, dos de albayalde, media dracma de almáciga, media de incienso y una de alcanfor, una onza de grasa, y suficiente agua de rosas. Se prepara de la siguiente manera:

Cocer en agua la raíz de lirio pelada; escurrirla y triturarla bien. Atemperar con la grasa derretida al fuego, bien colada y desalada. Añadir después el albayalde casi molido disuelto en el agua de rosas. Ten en cuenta que este ungüento es eficaz tanto para la cura de las dolencias que se han nombrado como para su prevención. La paciente deberá aplicarse este ungüento por la noche arrimada al fuego, para que durante las horas del día quede protegida del aire y del calor del sol de las susodichas dolencias, o sea, de las quemaduras solares, fisuras y pústulas. Este tratamiento alivia la piel y le da un bonito color. Por la mañana no hay que lavarlo o quitarlo de ninguna manera de la cara, para que el color, en cualquier forma que haya sido extendido o aplicado, no disminuya.

Este es el ungüento que las mujeres de Salerno se aplican para los arroyuelos o ríos de lágrimas derramadas por un difunto.

También resulta muy eficaz para reducir las pústulas de los leprosos y es un purificador muy bueno.

LAS MUJERES QUE SE ORINAN LA CAMA

(168) Algunas mujeres, quieran o no, se orinan por la noche en la cama, porque padecen parálisis en las vías urinarias. En estos casos, aplicarles fomentos con plantas calientes.

LAS MUJERES QUE SUFREN DISENTERÍA

(169) Hay mujeres que sufren de disentería a las que no podremos curar en menos de veinte días. La causa es la bilis, otras veces, la flema.

Contra la disentería causada por la flema, en primer lugar, les practicaremos una fumigación con tomillo, epitimo o pez griega. Después, aplicaremos fomentos de rúcula silvestre.

Contra la disentería producida por la bilis, cocer rosas en agua de lluvia, empapar un algodón con ella e insertarlo en el ano.

LA CARNE QUE CRECE EN EL ÚTERO

(170) Hay algunas mujeres a las que les cuelgan trozos de carne del útero. Ten presente que esto les sucede debido al esperma que se ha quedado dentro y se ha coagulado, porque después del coito no se limpian. Apliquémosles siempre fomentos a partir de una decocción de plantas calientes.

TRATAMIENTO CONTRA LOS PIOJOS

(171) Para los piojos que nacen en los genitales y en las axilas, atemperar ceniza con aceite y untar la zona con el preparado.

(172) Para los piojos que nacen alrededor de los ojos, es bastante eficaz un ungüento para eliminarlos, mitigar la hinchazón de los ojos y

calmarlos. Coger una onza de aloe, una de albayalde y otra de incienso y el lardo que haga falta. Se prepara así:

Triturar el lardo finamente y añadir los otros ingredientes molidos.

TRATAMIENTO DE LA SARNA EN LAS PERSONAS

(173) Para la sarna en los costados o en otras partes del cuerpo, este ungüento es muy eficaz. Coge énula, vinagre, plata viva, aceite a voluntad y grasa. Se prepara así:

Coge la raíz de énula, pélala, córtala en pedacitos y cuécela en el vinagre. Después de haberla cocido bien, machácala en un mortero junto con la grasa. A continuación, atempera la plata viva en el aceite y en el vinagre donde se ha cocido la énula. Este ungüento es también eficaz para las excoriaciones producidas por prurito.

Ten presente que al aplicar este ungüento hay que tener agua fría en la boca para que los dientes no se dañen con la plata viva, que es capaz de fluir por todo alrededor.

PARA BLANQUEAR EL CUTIS

(174) Para blanquear el cutis, coge la misma cantidad de raíz de bistorta pelada y raíz de aro. Machácalas en un mortero con grasa, atempera con agua caliente y filtra con un paño. Después remueve bien la mezcla y déjala reposar toda la noche. Por la mañana, quítale el agua con cuidado y añade agua limpia. El agua de madreselva o de rosas es la mejor para este preparado. Deberás hacer esta operación cinco días, porque así se reducen las propiedades nocivas de estas plantas, que podrían dañar el cutis. Al sexto día, quitar el agua, poner la mezcla al sol y dejarla secar. Luego, coger tres partes de albayalde por una de alcanfor, una dracma de bórax y otra de goma arábiga. Frotar enérgicamente el bórax entre las manos y disolverlo en el agua de rosas. Atemperar todos los ingredientes con el agua de rosas. No olvides que, para blanquear el cutis, hay que coger de esta mezcla una dosis del tamaño de un haba y atemperarla con agua fría, frotándola un poco entre las manos. Aplicar sobre la cara lavada con agua y jabón, y a continuación rociar con agua fría y cubrir con un paño muy fino. Este tratamiento debe administrarse por la mañana o por la noche durante tres o cuatro días.

PARA DARLE COLOR ROJO A LA CARA

(175) Para conseguir que la cara tenga color rojo, coger raíz de brionia, pelarla, cortarla en pedacitos y secarla. A continuación, molerla y atemperarla con agua de rosas. Aplicarla en la cara con un algodón o un paño de lino finísimo y la enrojecerá. Para la mujer que por naturaleza es blanca, le conseguiremos un color rojo si no lo tiene, de manera que, con una especie de blancura falsa o maquillaje, el color rojo parezca natural.

PARA QUITAR LAS ARRUGAS

(176) Para las ancianas arrugadas, coge espadaña, o sea, gladiolo, y extráele el jugo. Úntate la cara con este jugo por la noche, y por la mañana el cutis estará tenso y se romperá. Trataremos esa laceración con el ungüento del que hablamos antes, el que contiene raíz de lirio. Lo primero que hay que hacer es quitar la piel, que después de la laceración estará lavada y presentará un aspecto fino.

LAS PECAS EN LA CARA

(177) Para las pecas en la cara que salen por casualidad, coger raíz de bistorta y pulverizarla. Haz también un polvo a base de huesos de sepia e incienso. Mezclar todo con un poco de agua en las manos y frótatelo en la cara con agua de rosas o de salvado, o con miga de pan hasta que consigas que las pecas desaparezcan.

EL MAL ALIENTO

(178) Para el mal aliento producido por un problema en el estómago, triturar cimas de mirto y cocerlas en vino hasta reducirlas a la mitad. Dale a la paciente el vino con el estómago vacío.

CONTRA LAS ROJECES DEL CUTIS

(179) Para quitar las rojeces del cutis, apliquemos sanguijuelas de diverso tipo que se encuentran en los juncos, después de haber lavado

la zona donde queremos adherirlas. Habitualmente se ponen alrededor de ambos lados de la nariz y las orejas. También podemos poner ventosas entre las escápulas.

PARA LAS VENAS DE LA CARA

(180) Para las venas que aparecen en la nariz o en la cara, aplicar tres partes de jabón por una de pimienta en polvo en la zona afectada de la manera que explicamos[5].

LA GOTA EN LA BOCA

(181) Contra la gota en la boca, lavarla con vino templado, frotando bien los dientes por la mañana y por la noche. Por la noche, aplicar todo alrededor aceite de rosas y la paciente sentirá alivio en breve.

PARA LOS DIENTES NEGROS

(182) Para los dientes negros y con mal color, coge cáscaras de nueces grandes, limpiando bien la corteza verde interior. Frotar bien con ellas los dientes tres veces al día y a continuación enjuagar la boca con vino caliente. Si se quiere, puede añadírsele sal al vino.

EL TRATAMIENTO DEL CÁNCER

(183) Para limpiar un cáncer en cualquier parte del cuerpo, rociarlo con polvo de comino y cardenillo. Cuando se necrose, aplicar fomentos como corresponde en la zona enferma y seca. La untaremos con este ungüento:
Coge incienso, almáciga, cera, aceite, pez griega, gálbano, aloe, ajenjo, artemisia, parietaria, ruda y salvia. Moler todas las plantas, echarles el aceite y mezclar al fuego. Cuando la mezcla esté bien caliente, colar el aceite y volver a ponerlo al fuego. Cuando levante el hervor, añadirle la cera. Después de triturar las demás sustancias, cocerlas, colarlas y

---

5   En la edición de GREEN, M.H. (2009) que manejamos, se apunta que el pasaje anterior al que se refiere el capítulo 180 fue recolocado y ahora se encuentra en el capítulo 199.

añadirlas a la mezcla anterior. La señal de una buena decocción es cuando una gota colocada sobre el mármol se endurece. Ten presente que para la zona afectada por el cáncer van muy bien las hojas de hiedra silvestre cocidas en vino y colocadas en la parte en cuestión.

EL AGRIETAMIENTO DE LOS LABIOS

(184) Algunas mujeres padecen agrietamiento en los labios debido a los abrazos excesivos de sus amantes y la fricción de los labios de ambos al besarse. Por eso, por la mañana los labios están partidos y secos por el calor. Curaremos a estas mujeres con un ungüento a base de psilio o de lirio.

(185) También hay otras mujeres que sufren grietas en los labios por el aire, el viento o causas similares. A ellas, en cambio, les frotaremos los labios con miel y después los rociaremos con pez griega en polvo.

(186) Otra manera:

Según el maestro Ferrario, coge una nuez grande, cuécela en cenizas y machaca el fruto. Añádele tártaro, aplica el preparado en las grietas y se curarán.

PARA LOS DIENTES FLOJOS

(187) A algunas mujeres se les aflojan los dientes por el frío. Las curaremos del siguiente modo:

Que mantengan en la boca vino donde se hayan hervido jengibre y galanga. Después del enjuague, rociar todo alrededor de los dientes con polvo de incienso. Para las que tienen el paladar excoriado, que hagan el mismo enjuague y después les aplicaremos alumbre con azúcar.

LA CAÍDA DE LA VAGINA

(188) A las mujeres que sufren de la caída de la vagina las ayudaremos de la siguiente manera:

Cocer en vino polvo de jengibre, pelitre y canela, y hacer gárgaras con este preparado. Además, aplicaremos el polvo de estos ingredientes calientes en la vagina.

El prolapso vaginal

(189) Para el prolapso de la vagina después del parto pondremos un tampón, comprimiéndolo bien para que no se salga a no ser al orinar. Al tercer día, que la paciente tome un baño.

Además, procuremos que inhale los polvos mencionados en los anteriores capítulos para que no se hinche.

Un buen constrictor

(190) Hay un constrictor vaginal que hace que las mujeres parezcan vírgenes:

Coge clara de huevo y atempérala con agua en la que se hayan cocido poleo y plantas calientes de tipo parecido. Impregna un paño nuevo de lino con ellas e insértalo en la vagina dos o tres veces al día. Si la mujer orina por la noche, mételo de nuevo.

Ten en cuenta que, antes del tratamiento, la vagina debe lavarse bien con agua caliente en la que se hayan atemperado los ingredientes mencionados.

(191) Coge corteza de ramas de encina y atempérala triturada con agua de lluvia. Inserta el preparado con un paño de lino o de algodón tal como se ha dicho antes. Quita todo una hora antes de tener relaciones.

(192) Para lo mismo:

Coge polvo de natrón o de zarzamora y mételo en la vagina: la constriñe de manera admirable.

(193) Las prostitutas inmundas y corruptas que desean parecer más que vírgenes, preparan un constrictor para este fin, pero mal aconsejadas, porque tienen sangrados y ulceran el pene de los hombres. Cogen natrón[6] en polvo y lo meten en la vagina.

(194) Otra forma:

Coge una onza de cada uno de estos ingredientes: agallas de encina, rosas, zumaque, llantén, consuelda mayor, bol armenio, alumbre y tierra de batán. Cuécelos en agua de lluvia y haz un fomento para las partes íntimas.

(195) Este remedio debe hacerse antes de la noche de bodas, para que resulte satisfactoria:

---

6 Una variante textual ofrece *vitrum* (cristal) en lugar de *nitrum* (natrón) (*Vid.* GREEN, M.H. (2009) p. 246, n. 466).

Poner sanguijuelas en la vagina, pero con cuidado de que no penetren en ella. De esta manera, la sangre sale para afuera y se convierte en una costra. Así, el flujo de la sangre engañará al hombre.

LA INFLAMACIÓN DE LA VAGINA

(196) A veces, la vagina de la mujer se inflama durante el coito. En ese caso, deberá hacer baños de asiento en agua donde se hayan cocido malvavisco y poleo: esto la aliviará.

LA INFLAMACIÓN DE LA CARA

(197) Para una repentina inflamación de la cara basta con una fumigación de agua caliente.

(198) También para la inflamación de la cara y de los ojos, se puede machacar grasa fresca de cerdo con senecio y aplicarla en la zona inflamada.

LAS VERRUGAS

(199) Para quitar las verrugas, las levantaremos todo alrededor con una aguja, y después pondremos en la zona cal apagada: así podremos quitarlas. A continuación, hacemos la cura con un ungüento a base de lirio.

EL DOLOR DE LOS PEZONES

(200) Para el dolor de los pezones provocado por la leche, atemperaremos arcilla con vinagre y haremos un emplasto. Este tratamiento mitiga el dolor y reduce la leche. Primero deberemos aplicar un fomento en la zona con agua caliente.

LAS HERIDAS EN LOS PEZONES

(201) A algunas mujeres les salen heridas en los pezones. El tratamiento consiste en aplicar un madurativo[7] de malvavisco, ajenjo, artemisia y grasa.

Cuando la cabeza de la lesión aparezca, tritura nueces y aplícalas. Si no se rompe, ábrela con una lanceta, apretando un poco al principio para que no empeore por una repentina excreción. Aplica una mecha[8] empapada en yema de huevo dos o tres veces al día.

(202) Si en la zona se formasen fístulas, podrás saberlo con una sonda. Aplica raíz pelada de eléboro negro empapada en aceite o en miel. Pon encima de la fístula polvo de bardana quemada y espárcela, pues este remedio limpia la fístula y la necrosa para que no se meta en los huesos. Por esta razón debe aplicarse hasta que se seque y se necrose por completo. A continuación, hacer las curas como en cualquier otra herida.

(203) Ten presente que el dolor que sobreviene en los pezones de las muchachas pasa rápido, porque se cura cuando baja la regla. En algunas jóvenes que padecen epilepsia se manifiesta con sofoco de útero que comprime los órganos de la respiración.

LA TOS DE LOS NIÑOS

(204) Trataremos este padecimiento de los niños, que es como una tos seca, de la siguiente manera:

Coge hisopo y serpol, cuécelos en vino y dale este preparado al niño. También podemos atemperar granos de enebro y dárselos con vino.

EL SUDOR MALOLIENTE

(205) Hay mujeres que tienen un sudor maloliente. Les prepararemos un paño bañado en vino en el que se hayan cocido hojas de arándano o los propios arándanos.

---

7   Medicamento que estimula la secreción de pus, haciendo que «madure» un absceso o una infección.

8   Hilas atadas usadas para la cirugía.

La inflamación de la vagina

(206) Para la inflamación de la vagina, coge poleo, hierba de gato y cuatro ramas de laurel, y hierve todo en agua. Que la mujer tome baños de asiento con esta agua, y después practícale una fumigación.

Para el hormigueo y los ácaros de la sarna

(207) Para este tipo de prurito y para los ácaros de la sarna en cualquier lugar del cuerpo, principalmente en la cara y en la frente, atemperaremos trigo con vino. Después de añadirle polvo de incienso, aplicar un emplasto en la zona afectada.

El dolor de ojos

(208) Para el dolor de ojos, coge malvavisco, plantas de violeta, unas cimas de zarzamora, rosas secas, verbena y ajonjolí, y aplica en los ojos unos fomentos con estas plantas por la noche. Mézclalas con clara de huevo, haz un emplasto y ponlo encima de los ojos.

Las cataratas

(209) Si el ojo tiene cataratas, coge una concha marina e incienso, y quémalos. Coge además un hueso de sepia que no haya sido quemado, muélelo y ponlo sobre los ojos dos o tres veces a la semana.

(210) Si esta dolencia aparece por culpa de la flema, coge zamarilla, poleo, hojas de laurel, orégano y alcaravea, y aplica fomentos en los ojos.

(211) Se puede preparar un ungüento para lo mismo con dos partes de aloe, y la misma cantidad de incienso y yeso. Reduce a polvo fino, mezcla con grasa fresca y unta la zona en cuestión.

El cáncer de nariz

(212) Para el cáncer de nariz, coge pulmonaria, salvia, pez griega, ajo de oso, tinta de zapatero, o sea, tierra de Campania[9] y reduce todos los ingredientes a polvo de la misma manera. Antes de aplicar este polvo, lava la zona afectada con vino caliente en el que se haya cocido ajenjo.

Para provocar la menstruación

(213) Para provocar la menstruación, coge verbena y ruda, y machácalas enérgicamente. Cuécelas con lardo y dáselo a comer a la paciente. A continuación, muele raíz de sauce joven y raíz de rubia, y dale su jugo con vino.

Para el dolor de útero

(214) Cuando se presenta dolor en el útero debido a su endurecimiento, coge saxifraga, cardo de mar, coles pasadas, artemisia, malvavisco y raíz de espárrago. Cuece todas las plantas a fuego fuerte y que la paciente se siente en esa agua de modo que le llegue hasta los pezones. Cuando haya salido del baño, machaca malvavisco, artemisia y alcanfor, y calienta estos ingredientes en una olla. Haz unos magdaleones con aceite de laurel o un poco de aceite de poleo y pónselos como un supositorio.

Los pies hinchados

(215) A veces sucede que los pies se hinchan debido al dolor del útero. En estos casos, coge abrojos y cuécelos en agua de mar o agua salada. Fumigar los pies con frecuencia. Después de la fumigación, cuando el fomento se temple, lavarse los pies.

---

9   El referente *terra campaniae*, podría referirse a la "tierra de campo" o más específicamente a la "tierra de Campania", región donde se encuentra Salerno.

Para retener la menstruación

(216) Para retener la menstruación, coge salvia y alcanfor, machácalos con fuerza y haz unas galletas con vino. Ásalas en una teja y dáselas a la paciente. Después, coge semillas de ortiga y hierba estrella, tritúralas y dale ese polvo con vino para que lo beba.

El corte del cordón umbilical

(217) Después de cortar el cordón umbilical a los niños, debes pronunciar las siguientes palabras, sosteniendo el muñón completamente extendido: «Jesucristo murió, fue atravesado por la lanza, y no se preocupó ni de un linimento, ni del dolor ni de ningún ungüento».

Pero primero ata el ombligo y después de decir estas palabras, apriétalo con una cuerda de cítara, de viela o de otro instrumento musical.

Si el niño siente dolor, dale a beber durante nueve días una dosis del tamaño de un garbanzo de *trifera magna* con leche, vino o agua.

Los ácaros de la sarna en manos y pies

(218) Para eliminar los gusanos de manos y de pies, o sea, los ácaros que en inglés se llaman *degge*[10], coge un ladrillo caliente y un vaso cualquiera lleno de agua. Pon después semillas de beleño sobre el ladrillo al rojo vivo y procura que la paciente mantenga los pies sobre el humo. Verás cómo los gusanos caen en el agua como si fuesen pelos.

(219) Para lo mismo:

Coge cascarilla de avena y quémala hasta convertirla en cenizas. Después, añádele agua tan caliente como la paciente pueda soportarla, y que tenga los pies dentro hasta que se enfríen. Luego, colar de modo que no quede nada de agua, escurrir bien las cenizas para que suelten el agua y separarlas poco a poco. Encontrarás los gusanos como si fuesen hilos gracias al humo del beleño. De igual manera caen los ácaros de las manos.

(220) Ten en cuenta que, si una zona está corroída por los gusanos, hay que coger cascarilla y reducirla a cenizas. Luego, ponerla en agua

10 Transliteración del inglés medio *dikking*, «perforación (de gusanos)», relacionado con el inglés moderno *to dig*, «cavar».

caliente, y que la paciente meta los miembros afectados en el agua lo más caliente posible: los gusanos saldrán. Luego, debe curarse la zona como cualquier otra herida[11].

PARA LA SUCIEDAD DE LOS OÍDOS

(221) Para la suciedad de los oídos, coge la grasa que sale de las anguilas frescas después de cocerlas, jugo de madreselva, siempreviva y un puñado de huevos de hormiga. Tritura y cuela estos ingredientes, mézclalos con aceite y cuécelos. Después, mezcla la decocción con vinagre, para que sea más penetrante, o con vino en cantidad suficiente. Vierte la mezcla en el oído sano y tapa el enfermo. Que la paciente se acueste sobre el oído sano. Por la mañana, ha de tener cuidado de no estar cerca de corrientes de aire, y procura que durante algún tiempo duerma sobre el oído sano, y después sobre el enfermo.

PARA LOS GUSANOS DE LOS OÍDOS

(222) Igual para los gusanos de los oídos: Coge una manzana, haz un hueco en ella y ponla en el oído. Si hay algún gusano, saldrá.

LA INFLAMACIÓN DE LOS TESTÍCULOS

(223) Un fomento para los testículos inflamados:
Coge malvavisco, ajenjo, verbena, bismalva[12], beleño, artemisia y coles. Cuece todo junto en vino fuerte o añejo, y aplica fomentos con la mezcla dos o tres veces al día. Además, machaca estas plantas, mézclalas con miel y hiérvelas. Aplica después el fomento con el vino.

---

11 Este remedio, que repite sustancialmente el anterior, es el del corpus de la *Trotula* en el estadio intermedio (GREEN, M.H. (2009), p. 261, n. 68).

12 *Malva* y *bismalva* en el original latino. Malvavisco y bismalva son ambos nombres vulgares de la *Althea officinalis* L. Se ha considerado que quizás la bismalva sea la *Anthemis cotula* L. o manzanilla hedionda. *Vid.* GREEN, M.H. (2009) p. 263 n. 69.

Para las inflamaciones

(224) La artemisia caliente o triturada reduce las inflamaciones. Además, triturada en vino, cocida en miel y aplicada en la hinchazón de la cara, la ablanda, la hace madurar y la mitiga.

El dolor de útero

(225) El dolor de útero aparece después de un aborto, o a veces antes, debido a la retención de la menstruación. Esto sucede a menudo debido al frío, rara vez debido al calor.

Si debido al frío se presentan signos de dolor punzante en el lado izquierdo, este será el tratamiento:

Coge poleo, orégano, hierba gatera, ramos de laurel o sus granos, y malvavisco. Hierve estas plantas en agua y aplícaselas a la paciente con un fomento. Después, coge clavos de olor, nardo, nuez moscada y galanga y haz una fumigación de manera que la paciente reciba el humo a través de un embudo. Aplica después la cantidad de una avellana de *trifera magna* o *Paulina* y cubre con algodón.

(226) Sin embargo, si el dolor es producido por el calor, el útero se seca por el uso de Venus[13] y se calienta. El síntoma es que hay un exceso de calor alrededor de la zona. Tratamiento:

Coge malvavisco, plantas de violetas, rosas y raíz de junco, y cuécelas a fuego fuerte en agua. Aplica fomentos a la paciente y ponle encima *trifera sarracenica* durante todo el día.

La salida del útero después del parto

(227) Para la salida del útero después del parto, coge enebro, alcanfor, ajenjo, artemisia y hierba de gato, y cuécelas en agua. Baña a la paciente con esta agua, sentada hasta los pezones. Después, métela con cuidado en la cama, acostada con los pies en alto, para que el útero vuelva a su sitio.

Una vez que el útero se ha metido para dentro, coge polvo de las siguientes especies: poleo, galanga, nardo, nuez moscada y clavos de olor; atempéralas con aceite de almizcle o de poleo. Coge un paño de

---

13 Eufemismo para el acto sexual.

lino viejo, ralo y fino, y envuelve ese polvo con él. Dale forma de pelota y, cuando el útero ya está dentro, tapona la vagina con ella para que el útero no vuelva a salir. Sujeta la pelota a la espalda con una venda que vaya hasta los riñones y por las caderas, y ajústala. Antes de realizar esta operación, aplícale este emplasto por encima de los riñones: Coge mastuerzo, bayas de laurel, incienso y canela. Haz un polvo con estos ingredientes, caliéntalo al fuego en una olla y atempéralo con miel. Cuando se haya templado, ponlo sobre los riñones y sujeta con la venda tanto la pelota como el emplasto. Que la pelota quede bien sujeta y firme, y que la paciente permanezca acostada durante nueve días o más, si fuese necesario; que no se mueva, a no ser por causa de fuerza mayor. Prescríbele una dieta para que durante diez días no haga de vientre ni orine mucho.

LAS HERIDAS DE LOS GENITALES DESPUÉS DEL PARTO

(228) Para las heridas de las partes íntimas después del parto, coge raíz de consuelda mayor, sécala y tritúrala bien. Mete en la vagina este polvo con polvo fino de comino y también canela, y la herida se cerrará.

PARA EL DOLOR DE LA VAGINA DESPUÉS DEL PARTO

(229) Para el dolor de la vagina después del parto, coge ruda, artemisia y alcanfor, y machácalos bien. Mezcla este polvo con aceite de almizcle o de poleo, caliéntalo en una olla, envuélvelo en un paño y aplícalo en la zona en cuestión.

PARA LAS HEMORROIDES

(230) Para las hemorroides que salen por el esfuerzo del parto, coge ajenjo, abrótano, beleño y casia, y cuécelos a fuego fuerte en vino. Que la paciente tome un baño en cuya agua se habrá vertido este preparado. Cuando salga del baño, coge polvo de aloe mezclado con aceite de almizcle o de poleo, empapa un algodón y métalo como un supositorio.

(231) Otra manera: Coge unos zapatos viejos y plantas de pino, y cuécelos en vino. Haz que la mujer tome un baño de asiento con este

preparado todo el tiempo que pueda aguantar. Cuando salga, coge alumbre blanco pulverizado y méteselo como un supositorio. Este tratamiento la vuelve, más que virgen, una mujer violada.

PARA AYUDAR EN EL PARTO Y EXTRAER LA PLACENTA

(232) Para ayudar en el parto y para extraer la placenta, coge raíz de perejil, hojas de puerro y borraja, y extrae su jugo. Mézclalo con un poco de aceite y dáselo a beber a la paciente. Introduce vinagre en la vagina y se aliviará.

CONTRA EL ABORTO

(233) Contra el aborto que suele sucederles a las mujeres en el séptimo o noveno mes, coge aceite, cera, polvo de incienso y almáciga. Mezcla todos los ingredientes y que la mujer se unte con este preparado por delante y por detrás dos o tres veces por semana. Este tratamiento fortalece muchísimo el útero y los cotiledones[14].

PARA LA SARNA DE LAS MANOS

(234) Para curar la sarna de las manos, coge acedera acuática y fumaria. Prepara una especie de ungüento con grasa de cerdo y mantequilla hecha en el mes de mayo, y unta la mano.

(235) Otro remedio para lo mismo: Coge acedera acuática y ponla al fuego para que arda delante de la mujer: quiera o no quiera, orinará.

PARA BLANQUEAR LA CARA

(236) Un ungüento para blanquear la cara:
Coge dos onzas de albayalde de buena calidad, tritúralo y luego

---

14 Al formar tabiques, la placenta queda parcialmente dividida en lóbulos o cotiledones. La placenta está formada por unos 15 o 20 cotiledones.

críbalo con un paño. Desprecia lo que queda en el paño. Mezcla el cribado con agua de lluvia y cuécelo hasta que se consuma el agua, lo que se sabe cuando se queda todo seco. Entonces, enfríalo. Cuando lo hayas secado y enfriado, añádele agua de rosas y ponlo de nuevo a hervir hasta que se quede duro y espeso, de manera que puedas formar unas píldoras pequeñas. Cuando quieras usar el ungüento, coge una píldora y disuélvela en agua en la mano. Frota bien la cara para que se quede seca. Luego, enjuágate con agua pura. Sus efectos durarán ocho días.

PARA BLANQUEAR LOS DIENTES

(237) Para blanquear los dientes negros y fortalecer las encías corroídas o desgastadas, y para una boca maloliente, este tratamiento va muy bien:

Coge la misma cantidad de estos ingredientes: canela, clavos de olor, nardo, almáciga, incienso, trigo, ajenjo, una pata de cangrejo, y huesos de dátiles y de aceitunas. Machaca todo junto y redúcelo a polvo. Frota con él la zona en cuestión.

(238) Para que los dientes negros se blanqueen también puedes coger diez dracmas de piedra pómez quemada, diez de sal, dos de canela y dos de clavos de olor, y una cantidad suficiente de miel. Mezcla la piedra pómez y la sal con miel suficiente, y ponlo en un recipiente llano sobre carbón hasta que empiece a arder. Reduce a polvo las otras especies. Cuando haga falta, frotar los dientes con este preparado.

PARA EL DOLOR DE DIENTES

(239) Para el dolor de dientes y para fortalecerlos si se mueven, coge once dracmas de sal de amonio, catorce de hierba de Santa María, también catorce dracmas de pimienta negra y dos dracmas de clavos de olor. Prepara estos ingredientes de la siguiente manera:

Pon sal y salvado en una olla hasta que se carbonicen. Cuando se hayan enfriado, tritúralos con las otras especies y redúcelos a un polvo finísimo. Frota los dientes y las zonas ulceradas con él.

(240) Otro tratamiento para lo mismo es el jugo de amurajes, que blanquea muy bien los dientes. Esta planta, triturada y aplicada a las encías hinchadas, las limpia muy bien.

Para blanquear las manos

(241) Para blanquear y suavizar las manos, cocer en agua ajo de oso hasta que se consuma el agua. Añade tártaro, mezcla bien, y después agrega dos huevos. Frota las manos con este preparado.

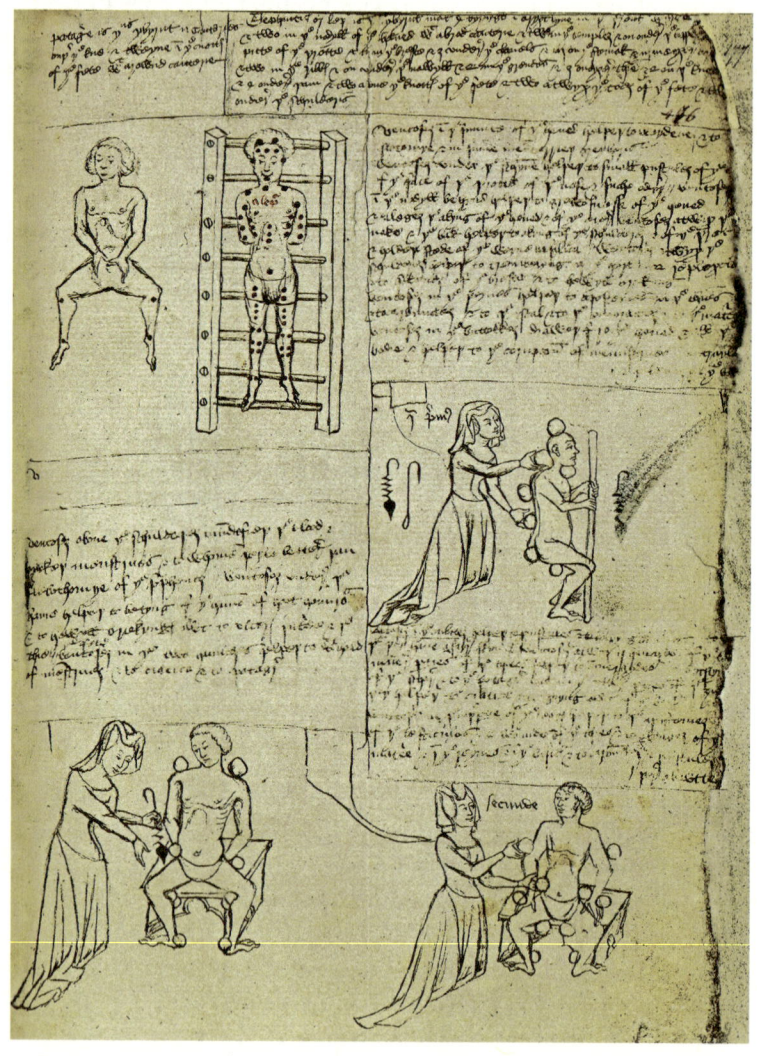

Mujeres practicando medicina, British Library, tratado de medicina de Guy de Chauliac, siglo xv.

LIBRO SOBRE LAS ENFERMEDADES DE LAS MUJERES
PARTE III

«COSMÉTICA DE LAS MUJERES»

TRATAMIENTOS DE BELLEZA FEMENINA[1]

(242) Para conseguir que la piel de la mujer se vuelva tersa, suave y sin vello de la cabeza a los pies, en primer lugar, debe bañarse. Si no tiene costumbre, haz que le preparen un baño de vapor de esta manera:

Coge tejas y piedras al rojo vivo, y acomódalas en el baño para que la mujer se siente en él. Otra manera de hacerlo es coger tejas o piedras negras al rojo vivo y disponerlas en un baño o en un hoyo cavado en la tierra. Verter agua caliente para producir vapor y que la mujer se siente encima cubierta con paños para sudar. Después de haber sudado bien, meterse en un baño de agua caliente y lavarse cuidadosamente. Al salir, secarse bien con un paño de lino.

(243) A continuación, untar todo el cuerpo con este depilatorio compuesto de cal viva bien cribada:

En un recipiente modelado por un alfarero mete tres onzas de cal y cuécela como si fuesen gachas. Después, coge una onza de oropimente, cuece de nuevo y, para saber si está bien cocido, comprueba con una pluma. No obstante, procura que no cueza en exceso y no esté demasiado tiempo sobre la piel, porque genera mucho calor.

Si con este depilatorio la piel acaba quemándose, mezcla *populeon* con aceite de rosas, de violetas o con jugo de siempreviva, y atempera

---

1   *De palliandis mulieribus* en el original latino, que hace referencia a cómo las mujeres se tratan para parecer más bellas. *Palliare* significa literalmente «cubrir, vestir, fingir». Bajo este epígrafe se refieren tratamientos depilatorios.

la piel con él hasta que baje el calor. Aplica después *unguentum album* en la parte quemada hasta que disminuya el calor.

(244) Otro depilatorio:

Coge cal viva y oropimente, ponlos en un saquito de lino y hiérvelos hasta que estén cocidos. Utilizarás esta decocción igual que la anterior. Sin embargo, si el depilatorio queda demasiado espeso, añádele agua fresca para clarificarlo. Ten en cuenta que este polvo desecado vale para corroer la carne mala, y también para hacer salir el pelo en la cabeza de los tiñosos, siempre que la zona afectada se unte previamente con aceite o con miel. Después, se puede esparcir por ella este polvo.

(245) Este ungüento para las damas elimina los pelos, afina la piel y quita las manchas:

Coge jugo de hojas de elaterio y leche de almendras. Pon estos ingredientes en un recipiente y añade con cuidado cal viva y oropimente. Después, agrega gálbano molido, atemperado con un poco de vino durante un día y una noche, y cuece todo junto. Cuando esté bien cocido, quita la sustancia del gálbano y añade un poco de aceite o vino, y plata viva. Haz una decocción y, una vez fuera del fuego, agrega el polvo de estas especias: almáciga, incienso, canela, nuez moscada y clavos de olor en la misma medida. Este ungüento tiene un exquisito aroma y suaviza la piel delicadamente. Las damas de Salerno suelen usar este depilatorio.

(246) Cuando la mujer se ha untado toda con este depilatorio, debe sentarse en un baño de vapor muy caliente, sin frotarse la piel, porque se excoriaría. Pero cuando ya haya estado un rato, intenta quitarle los pelos de la zona púbica. Sin embargo, si no caen con facilidad, calienta agua, échasela por encima y que se enjuague toda arrastrando con suavidad el preparado con la palma de la mano, pues si se frota vigorosamente, como la piel está tierna, el depilatorio la excoriará enseguida. Después de esta operación, que se meta en agua tibia y se enjuague bien. Luego, que salga y coja salvado atemperado con agua caliente, que lo cuele y se lo eche por encima. Esto limpia y suaviza la piel. Posteriormente hay que lavarse con agua templada y estar de pie un rato para que la piel se seque un poco. A continuación, coge henna con clara de huevo y haz que se unte todo el cuerpo con la mezcla, pues alisa la piel, y si quedara alguna quemadura de la depilación, la elimina, y vuelve la piel luminosa y suave. Deja que se quede así de pie un rato y que después se lave con agua caliente. Finalmente, que se meta en la cama envuelta en un paño de lino muy blanco.

Diferentes tratamientos de belleza

(247) Después de salir del baño, que embellezca su cabello. En primer lugar, que los lave con esta lejía:

Coge cenizas de vid quemada, cascarilla de nudos de cebada y palo de regaliz, para que brillen más, además de ciclamen. Hierve en una olla la cascarilla y el ciclamen. Llena un recipiente que tenga dos agujeros o tres pequeños en el fondo con la cascarilla, la ceniza y el ciclamen. Vierte en la olla el agua en la que se han cocido la cascarilla y el ciclamen, para que se filtren por los agujeros. Que la mujer se lave la cabeza con esta lejía. Después del aclarado, dejar secar el cabello al aire: quedará dorado y brillante.

(248) A la hora de peinarse, utilizar este polvo:

Coge rosas secas, clavos de olor, nuez moscada, cardamomo y galanga. Moler todos los ingredientes y atemperarlos con agua de rosas. Rociar el cabello con esta agua y peinarlos con un peine también impregnando en ella, para que huelan mejor. Hacer rayas en el pelo, rociar con el susodicho polvo y olerán de maravilla.

(249) Que las damas pongan también almizcle en el pelo, clavos de olor o ambos. Sin embargo, hay que tener cuidado de que no se vean. También se pueden poner en el velo que cubre el cabello clavos de olor, almizcle, nuez moscada y otras especies aromáticas.

(250) Si la mujer quiere tener el cabello largo y negro, coge una lagartija verde, quítale la cabeza y la cola, y cuécela en aceite corriente. Unta con este aceite la cabeza: el cabello se volverá largo y negro.

(251) Un preparado sarraceno de eficacia probada:

Tritura la monda de una granada muy dulce y hiérvela en vinagre o en agua; colar esa agua, y añadirle una buena cantidad de polvo de agalla de encina y alumbre hasta que espese, como si fuesen gachas. Envuelve con la mezcla el pelo, como si fuese una pasta. A continuación, atempera salvado con aceite y ponlo en otro recipiente al fuego hasta que el salvado se queme por completo. Rociar con este líquido el pelo desde las raíces a las puntas. Luego, hay que lavarlo bien, envolverse de nuevo la cabeza con el mismo líquido colado y tenerlo toda la noche para que se impregne totalmente. Después, lavar el pelo, que habrá quedado completamente negro.

(252) Sin embargo, si quieres tener el cabello abundante y negro, coge el fruto de la coloquíntida, vacíalo, llénalo con aceite de laurel, y añade semillas de beleño y un poco de oropimente. Untar con frecuencia el cabello con este preparado.

(253) Por el contrario, si quieres tener el cabello suave y fino, lávalo con frecuencia con agua caliente, polvo de natrón y albejana.

(254) Para teñir el pelo de rubio, coge una cáscara de nuez y corteza de nogal, y cuécelas en agua. Añade alumbre y agallas de encina, atempera y aplica el preparado en el cabello lavado, poniéndole hojas encima y atándolo con una venda durante dos días: el cabello quedará teñido. Después péinate para que se adhiera bien a todo el pelo y desecha lo que sobre. Luego, aplica una tintura a base de azafrán oriental, sangre de dragón y henna, cuya mayor parte esté atemperada con una decocción de brasilete de la India. La mujer deberá estar así durante tres días. Al cuarto, lavar el pelo con agua caliente y el teñido difícilmente se irá.

(255) Para lo mismo:

Cuece posos de vino blanco con miel hasta conseguir el espesor de un *cerotum*. Aplícalo al cabello si quieres tenerlo rubio.

(256) Para ennegrecer el cabello:

Debe prepararse el pelo como se ha dicho antes, para que el tinte sea efectivo. A continuación, poner en un plato agallas de encina en aceite y quemarlas. Reducirlas a polvo, meterlas en vinagre en el que se haya agregado tinta de zapatero hecha en Francia y atemperar.

(257) Para lo mismo:

Mezcla polvo de galanga con jugo de nuez, ponlo a hervir y unta el cabello.

(258) Para teñir el pelo, coge flores de mirto y esclarea, mételas en vinagre y unta la cabeza con la mezcla. Abstente de utilizar vino y lejía fuertes, porque corroen el pelo y lo estropean.

(259) Un polvo para las manchas de los ojos que quedan después del enrojecimiento:

Coge dos onzas de sepiolita, media onza de incienso y otra media de huesos de sepia. Reduce a polvo la sepiolita y el incienso, y rasca finamente los huesos de sepia. Aplicar sobre los ojos. Si el paciente fuese un niño, atemperar la mezcla con agua de rosas antes de la aplicación.

(260) Para conseguir un cabello dorado:

Coge corteza interior de boj, flores de retama, cártamo y yema de huevo. Cuece todo en agua y recoge lo que flota en la superficie. Unta el cabello con este preparado.

(261) Para blanquear el cabello, encierra en una olla recién hecha todas las abejas que puedas y ponla al fuego. Tritura con aceite y unta el pelo con este preparado.

(262) Para el mismo fin vale la agrimonia triturada con leche de cabra.

(263) Para que el pelo crezca donde deseas, coge pan de cebada con salvado, quémalo, y tritúralo con sal y con grasa de oso. Con esta mezcla unta la zona en cuestión y el cabello crecerá.

(264) Para quitar el pelo definitivamente:

Coge huevos de hormiga, oropimente rojo y resina de hiedra. Mezcla con vinagre y frota la zona.

(265) Para conseguir un cabello rubio, cuece celidonia, raíz de agrimonia y virutas de boj y átalo sobre una cama de avena. Luego haz una lejía con cenizas de avena o de vid y lávate la cabeza.

(266) Para el mismo propósito:

Coge raíz de celidonia y rubia roja. Muélelas las dos. Unta la cabeza con aceite en el que hayan sido cocidos con cuidado comino, virutas de boj, celidonia y un poco de cártamo. Deja el ungüento en la cabeza un día y una noche. Luego, lávala con una lejía hecha de ceniza de col y cascarilla de cebada.

(267) Para rizar el cabello, machaca raíz de yezgo con aceite y unta la cabeza con la mezcla. Después, átala a la cabeza con hojas.

(268) Para que el cabello gane espesor:

Coge agrimonia y corteza de olmo, raíz de verbena, raíz de sauce, abrótano, linaza quemada y pulverizada, y raíz de caña. Cuece todo junto con leche de cabra o agua y lava la zona después de rasurarla. Pulverizar tallos y raíces de col, y mezclar con virutas de boj o de marfil trituradas, que resultará de un amarillo intenso. Con estos polvos hacer una lejía que volverá dorado el cabello.

(269) Para hacer crecer el cabello:

Tritura raíz de malvavisco con grasa de cerdo y cuécela en vino durante bastante tiempo. A continuación, añade comino bien triturado, almáciga, yemas de huevo bien cocidas y mezcla todo un poco. Después de la cocción, cuélalo con un paño de lino y ponlo aparte para que se enfríe. Luego, coge la grasa de la superficie y unta la cabeza bien lavada con ella.

(270) Contra los ácaros de la sarna que corroen el cabello:

Coge mirto, retama y esclarea, y cuécelas en vinagre hasta que este se consuma. Frota las puntas del cabello con esta mezcla con frecuencia. Además, elimina los cabellos partidos, si la cabeza se lava bien.

(271) Para el mismo fin:

Pulveriza lupinos amargos y hiérvelos en vinagre. Frota con la mezcla el cabello entre las manos: elimina los ácaros y los mata.

Cosmética del rostro femenino

(272) Después de embellecer el cabello, hay que adornar el rostro. Si se hace bien, puede arreglar incluso a las mujeres feas. La mujer se embellecerá de la siguiente manera:

En primer lugar, en el baño hay que lavarse bien la cara con jabón francés, agua caliente y salvado colado. Después, coge aceite de tártaro y que la mujer se unte la cara después de secársela.

(273) El aceite de tártaro se hace de la manera siguiente:

Coge pedazos pequeños de tártaro, envuélvelos en un trozo de paño nuevo e imprégnalos de vinagre fuerte, humedécelo bien y ponlo al fuego hasta que se carbonice. A continuación, ponlo en una escudilla de hierro y mézclalo con aceite con los dedos. Dejarlo al aire durante tres o cuatro noches en una superficie inclinada para que vaya escurriendo el aceite. Meter este aceite en una ampolla y que la mujer se unte la cara con él durante siete días con sus noches, o incluso durante quince días si tiene furúnculos y pecas en la cara. Si le da vergüenza untarse la cara por el día, que lo haga por la noche y que por la mañana se la lave con agua templada en la que se haya disuelto grasa de almidón para suavizarla.

(274) El almidón se prepara de la siguiente forma:

Coge trigo o cebada fresca mientras aún están tiernos y macháca-los en un mortero hasta reducirlos a polvo. Ponle tres partes de agua y déjalo reposar hasta que se pudra. Después, exprímelo y ponlo al sol hasta que el agua se evapore. Resérvalo hasta su uso.

(275) Después de estas operaciones, que la mujer se bañe en un baño de vapor, que allí mismo se unte la cara con el susodicho aceite de tártaro y que así untada sude bien. Después, que se lave la cara como hemos dicho antes que debe ser lavado el cuerpo. Una vez aplicado un depi-latorio, que vuelva a bañarse y que se seque bien la cara con un paño.

Debe untarse la cara con este depilatorio que se prepara como sigue:

(276) Coge pez griega y cera, y disuélvelas en un recipiente de barro. Cuando se hayan disuelto, añadir una gotita de gálbano y cocer durante bastante tiempo, removiendo con una espátula. También coge almá-ciga, incienso, goma arábiga y mézclalo con los otros ingredientes. A continuación, quitar el preparado del fuego y, cuando esté templado, untar la cara con él, teniendo cuidado de no tocar las cejas. Dejarlo una hora hasta que se enfríe y después retirarlo. Este compuesto purifica la piel y la embellece, elimina el vello y cualquier tipo de manchas, pro-porcionado buen color y brillo.

(277) De igual modo, para eliminar el paño después del parto[2], unta la cara con cebolla o escila, que aliviarán la piel. Después de haber aliviado el cutis, aplica sebo fresco de cabra, y con él quita esa piel.

(278) Hay un *cerotum* con el que se puede untar la piel todos los días para blanquearla. Se prepara del siguiente modo:

En un recipiente de barro pon a hervir aceite de violetas o de rosas con grasa de gallina. Disolver ahí cera blanquísima, añadir clara de huevo y mezclar con polvo de albayalde bien triturado y colado. Después, volver a cocer un poco, colar con un paño y añadir alcanfor al colado frío, nuez moscada y tres o cuatro clavos de olor. Envuelve todo en pergamino. No lo aplicaremos bajo ningún concepto hasta que el *cerotum* desprenda olor. Que la mujer unte su piel con él y que después, para enrojecerla, haga lo siguiente: Coge virutas de brasilete de la India y ponlas en una cáscara de huevo que contenga un poco de agua de rosas, añadiendo también un poco de alumbre. Con esta mezcla untar un algodón y aplicar en la cara: la pondrá roja.

(279) Ten en cuenta que cualquier cera que se ponga en un *cerotum* debe ser blanqueada así:

Fundir la cera en un vaso de barro y coger una ampolla llena de agua fría, o bien con otra fórmula. Después de haber hecho esta operación muchas veces, quita toda la cera hoja a hoja, ponla sobre una teja al sol y rocía con agua fría. Cuando se seque, vuelve a rociarla. Hazlo así durante un día y la cera se pondrá blanca como un paño de lino.

(280) La cara puede ser blanqueada de otro modo:

Muele ciclamen sin la parte de afuera y secado al sol o en un horno caliente. Con este polvo la mujer conseguirá una piel blanca. Sin embargo, antes deberá preparar el rostro y, una vez blanqueado, enrojecerlo como hemos dicho.

(281) Haz este ungüento que se puede aplicar en cualquier momento:

Coge cristales, barniz, rosa mosqueta, bórax, tragacanto blanco y alcanfor con un poco de albayalde. Muele todos estos ingredientes con unas almendras y atempera con grasa de gallina.

(282) Para blanquear el rostro, coge jugo de ciclamen, brionia, bistorta y aro, con miel desespumada. Mezcla estos polvos[3] y echa una

2   Cloasma o máscara del embarazo.

3   Según GREEN, M.H. (2009), esta frase no tiene sentido, porque se ha hablado de jugos, no de polvos (p. 299, n. 17). No obstante, nosotros creemos que puede referirse a que, después de extraerles el jugo a las plantas, se trituren y se aprovechen como se explica aquí.

medida de un huevo de oca o la mitad del jugo de cada una de las plantas. Luego, coge un poco de albayalde limpiado con agua al sol y mezcla los ingredientes mencionados con agua de rosas caliente. Hierve todo un poco a fuego lento y a mitad de cocción añade la misma cantidad de jengibre triturado, incienso, mostaza blanca o mostaza silvestre, y comino. Mezcla con cera y miel, y cuando la mujer se vaya a la cama, que unte vigorosamente su rostro con este ungüento, después de haberlo secado con el humo de una olla llena de agua templada. Por la mañana, que se lave la cara vigorosamente con miga de pan, con polvo a base de habas o con harina de lupinos. Si no dispone de estos ingredientes, que se lave bien simplemente con agua.

(283) Contra la aspereza del rostro causada por el sol o el viento, o para blanquearlo y aclararlo, hervir en agua sebo de cabra. A continuación, cuélalo en otra agua y, una vez colado, mézclalo con las manos. Luego, añádele polvo de cristal y de barniz.

(284) Para blanquear el rostro, poner huevos enteros en vinagre bien fuerte. Dejarlos reposar hasta que la cáscara se quede como la película interior del huevo. Entonces, mezclar con mostaza blanca y cuatro onzas de jengibre. Después, moler todo junto y untar con frecuencia la cara con este preparado.

(285) O bien este tratamiento, que es mejor:

Lava, limpia y machaca enérgicamente raíz de lirio hasta que se ponga blanca. Cuando la mujer vaya a bañarse, atempera con uno o dos huevos la raíz machacada y déjala reposar. A continuación, untar el rostro, y cuando quiera salir del baño, que se enjuague bien.

(286) Para afinar la piel de la cara, tritura enérgicamente bistorta, malvavisco o brionia, y después mezcla con miel blanca. Hierve durante dos horas, y antes del final de la cocción, añade polvo de alcanfor, bórax y sal gema. Remueve bien bastante tiempo con una espátula y reserva. Lavarse la cara con agua templada y salvado tres veces a la semana, y aplicar el ungüento el domingo. Coge alcanfor, raíz de lirio hervida en agua y grasa fresca de cerdo. Prepara todos estos ingredientes con agua de rosas y ya está listo para usarse.

(287) Para eliminar los gusanos de la cara, que a algunas personas les hacen perder el pelo, coge en la misma cantidad acedera acuática, incienso, bistorta y huesos de sepia. Tritura estos ingredientes y, después de lavarte la cara bien con agua de salvado, frota con la mezcla el rostro durante la semana. El sábado, lávate bien la cara con clara de huevo y almidón. Enjuaga la cara con agua fresca y úntate la cara. Deja puesta esta mezcla una hora.

(288) Contra el serpigo[4]:
Coge un poco de acedera acuática, machácala enérgicamente y frota la zona afectada con frecuencia. Después, coge salvado, échalo en agua hirviendo y lava con esa agua la zona afectada. Luego, déjala secar y prepara el siguiente ungüento:
Coge énula bien cortada y cuécela bastante tiempo en vinagre. A continuación, machácala enérgicamente y mezcla con tres onzas de cada uno de estos ingredientes: polvo de incienso, almáciga, litargirio, aloe, oropimente, comino y plata viva apagada con saliva; añade además hueso de sepia, jabón y grasa. Prepara estos ingredientes con vinagre en el que se haya cocido raíz de euforbia.

(289) Las mujeres de Salerno ponen raíz de brionia en miel y se untan la piel con ella, consiguiendo que su rostro se enrojezca de modo admirable.

(290) Contra las quemaduras solares:
Coge raíz de lirio común limpia y hervida en agua; machácala enérgicamente. Después, coge una onza de polvo de almáciga y otra de incienso; dos escrúpulos de alcanfor y dos de albayalde. Haz el preparado con grasa de cerdo y también agua de rosas, y reserva. Se prepara de la siguiente forma:
Limpiamos la raíz de lirio y la cocemos en agua. Una vez cocida, la trituramos enérgicamente y le vertemos por encima la grasa diluida al fuego, limpia de sal y atemperada. Luego, ponemos el mencionado polvo en agua de rosas.
Hay que tener en cuenta que este compuesto es útil contra las quemaduras solares, las grietas de los labios y cualquier tipo de pústulas en la cara, así como también para las excoriaciones y su prevención. La mujer deberá untarse con este preparado por la noche junto al fuego, para que por la mañana se vea libre de las mencionadas afecciones. Este tratamiento mejora el aspecto de la piel y la embellece, y no hace falta quitarlo por la mañana con agua ni de ningún otro modo, porque no reduce el color.
Con este ungüento las mujeres de Salerno untan su rostro para los ríos de lágrimas derramados por los difuntos.
También disimula las pústulas de los leprosos.

---

4   Del latín tardío *serpigo-inis,* a su vez del latín *serpens-serpentis,* voz relacionada con serpiente, «que se arrastra» y sarpullido. Se trata de una enfermedad de la piel caracterizada porque las llagas aparecen, cicatrizan por un extremo y se extienden por el otro.

(291) Un remedio probado contra las fístulas:

Coge la misma cantidad de hojas de lombarda y semillas de raíz de rubia roja y tritúralas. Cocerlas en vino de buena calidad hasta que se reduzca a un tercio. Colar, añadir miel y volver a cocer hasta que espese. Administrar a la paciente dos cucharadas todos los días por la mañana y por la noche.

(292) Ten en cuenta que, si la fístula estuviese en la zona del canal que penetra en los ojos o al lado de la nariz, es incurable, porque no podemos hacer ninguna incisión ni aplicar ningún remedio, debido a la sustancia blanda de los ojos. Sin embargo, algunos afirman que se pueden curar simplemente con agrimonia administrada con mucha frecuencia, sea en una bebida o en polvo.

(293) Para la misma dolencia son eficaces la hierba de san Benito y la filipéndula, así como los granos de los extremos de la raíz.

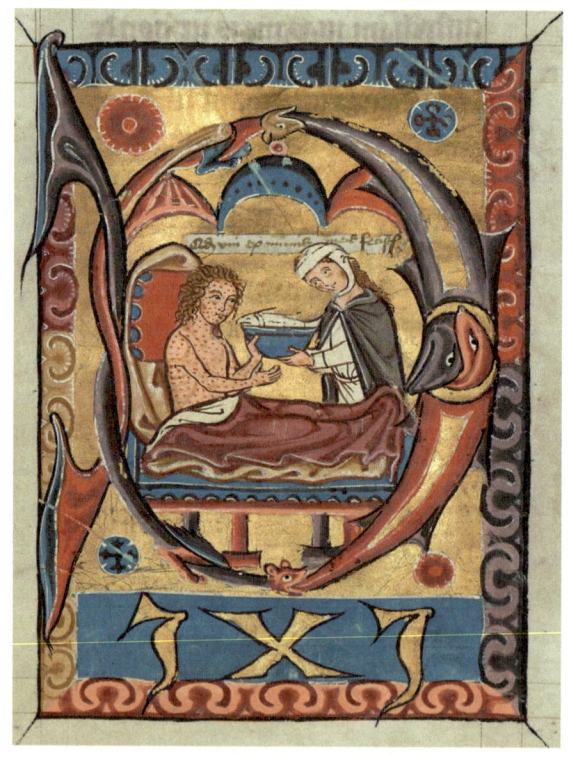

Mujer curando a un leproso. Manuscrito Ludwig VIII 3 (83.MK.94) fol. 43, aprox. 1275-1300.

Sobre lo mismo

(294) Las mujeres embellecen su rostro y sus labios de la siguiente forma:

Cogen miel desespumada, a la que añaden un poco de brionia blanca y brionia roja, elaterio y un poco de agua de rosas. Cocer hasta reducir a la mitad.

Con este ungüento las mujeres untan sus labios. Los lavan con agua caliente por la noche y por la mañana. Este preparado refuerza la piel de los labios y la vuelve finísima, la preserva de úlceras, y si llegan a salir, las cura.

(295) Sin embargo, si la mujer quiere darles color, que los frote bien con corteza de raíz de nogal.

Meter un algodón en los dientes y las encías teñido de color compuesto[5], y que con él se unte los labios y las encías por dentro.

(296) El color compuesto se prepara de la siguiente forma:

Coge hierba marina[6] con la que los sarracenos se tiñen la piel de color verde. Hervirla en un recipiente de barro nuevo con clara de huevo y reducirlo a un tercio. Añadir a este tinte brasilete de la India finamente cortado y volver a hervir. Déjalo enfriar otra vez y, cuando esté tibio, añadirle polvo de alumbre. En ese momento, ponerlo en una ampolla de oro o de cristal y reservar hasta que se use.

Las mujeres de los sarracenos tiñen su rostro de la siguiente manera:

Después de haberse untado y secado la cara, aplican alguna de las sustancias mencionadas antes para blanquearla, como un *cerotum* u otra cosa. Adquieren un color precioso entre rojo y blanco.

Los labios agrietados

(297) Las grietas de los labios se quitan untándolas con aceite de rosas o linaza cocida en ciclamen vacío. También se pueden untar con semilla de saxifraga triturada con jugo de centáurea o aristoloquia redonda.

(298) El jugo de ajenjo vale para lo mismo.

(299) El grosor de los labios se reduce con un ungüento de miel

---

5   *Vid. infra*, § 296.

6   Suponemos que se refiere a cualquier tipo de planta marina.

7   Poción a base de miel y vino.

o agua en la que se haya hervido raíz de bistorta, lirio blanco, escrofularia, o incluso almidón disuelto en hidromiel[7]. Mezclar con polvo
de mármol, polvo de piedra pómez asada y huesos de sepia. Untar la
zona con polvo de mandrágora y almáciga seca.

(300) Una vez que todo esto esté bien seco, hacer un polvo y aplicarlo en las encías cancerosas y podridas. Lavarlas bien con vinagre
tibio en el que se haya hervido raíz de verbasco. Eliminada la putre-
facción, rociar con un polvo de canela y rosas.

(301) Si el mal aliento procede del estómago o de los intestinos,
se puede curar de la siguiente manera:

Hacer un polvo de aloe de la mejor calidad que se pueda encontrar;
atemperarlo con jugo de ajenjo hasta conseguir un jarabe. Todos los días
al amanecer, tomar cuatro cucharadas. Después, tomar miel y se curará.

PARA BLANQUEAR LOS DIENTES

(302) Los dientes se blanquean así:

Coge mármol blanco quemado y huesos de dátiles también quemados, natrón blanco, una teja roja, sal y piedra pómez. Con todos
estos elementos haz un polvo y envuélvelo en lana cardada o en una
fina tela de lino. Frotar los dientes por dentro y por fuera.

(303) El mismo tratamiento limpia los dientes y los pone blanquísimos. La mujer deberá lavarse la boca después de comer con vino
de buena calidad. Luego, secarse bien los dientes y limpiarlos con un
paño blanco nuevo. Por último, que mastique todos los días hinojo,
levístico o perejil. Es mejor masticar porque proporciona un buen
olor, limpia las encías y pone los dientes blanquísimos.

(304) Si la mujer tiene mal aliento a causa de las encías podridas,
hay que ayudarla de la siguiente forma:

Coge cal viva, la misma cantidad de azufre vivo, oropimente,
polvo de calabaza quemada y pimienta. Añadir a la mezcla un trozo
de tela escarlata o un paño rojo cortado lo más fino posible. Poner en
un recipiente de barro vinagre muy fuerte y dejarlo hervir un poco.
Luego, añade el oropimente, después el azufre y finalmente el polvo
de calabaza y la pimienta a intervalos. Por último, incorporar el trozo
de tela y apartar del fuego. Entonces, quitar los ingredientes de la olla
y ponerlos sobre una tabla al sol, cortados en pastillas. Dejar secar.
Cuando estén secos, hacer con ellos un polvo.

Lavar las encías cancerosas y podridas con vinagre tibio en el que haya cocido raíz de verbasco, y a continuación aplicar el polvo. Una vez que se haya eliminado la podredumbre, rociar con polvo de canela y rosas.

(305) Yo vi a una mujer sarracena aliviar a mucha gente con esta medicina:

Coger unas cuantas hojas de laurel, un poco de almizcle y mantenerlo bajo la lengua antes de que salga el mal aliento. Por tanto, recomiendo que mantenga este preparado bajo la lengua día y noche, y sobre todo cuando vaya a tener relaciones sexuales.

(306) Para quitar el paño de la cara[8], envuelve en estopa tártaro con vino blanco muy fuerte impregnado de orina de un niño, y con un paño de lino déjalo reposar toda la noche entre cenizas calientes. Por la mañana, desecha el paño, muele el tártaro y atempéralo con miel. Unta la cara como dijimos antes.

(307) Para que una mujer desflorada parezca virgen, coge una onza, dos o la cantidad que quieras de cada uno de estos ingredientes: sangre de dragón, bol armenio, canela, corteza de granada, alumbre, almáciga y agallas de encina. Reduce todo a polvo, caliéntalo un poco en agua y pon el preparado en el conducto del útero.

(308) Otra manera para que la vagina se estreche:

Coge hematita, agallas de encina, bol armenio y sangre de dragón a partes iguales. Tritúralo finamente de modo que pueda colarse por un paño. Atempera el polvo con jugo de llantén y sécalo al sol. Cuando quieras usarlo, coge el polvo e insértalo con un pesario. Que la mujer esté acostada un rato con las piernas y los muslos cerrados.

Este polvo es eficaz contra el sangrado de nariz y para las menstruaciones abundantes.

(309) Otra manera:

Coge agallas de encina y ponlas en agua. Con esta decocción, lava la vagina, y rocíala con polvo de bol armenio y agallas de encina: la vagina se estrechará.

(310) Para blanquear y aclarar el rostro, coge ciclamen y mézclalo con tuétano de buey o de vaca. Tritúralo y añádele polvo de aloe, hueso de sepia, natrón y excrementos de paloma. Con todo este triturado prepara un ungüento y que la mujer se lo aplique en la cara.

(311) Otro remedio: Coge levístico y cuécelo bien. Lávate con él la cara. (312) Para lo mismo y para quitar los pelos:

---

8   *Vid. supra* § 277.

Coge cal viva, métela en agua y déjala reposar al sol durante un mes. Cuélala y sécala como se hace con el albayalde. Mezclar con *dialtea* y mantequilla. Untar la cara por la mañana, teniendo cuidado de que no entre en los ojos. Por la mañana, lavarse la cara con agua tibia. Amén.

Aquí termina la Trótula. Y tú, Señor, ten piedad de nosotros[9]**.**

---

9 Fórmula de cierre común en los códices medievales.

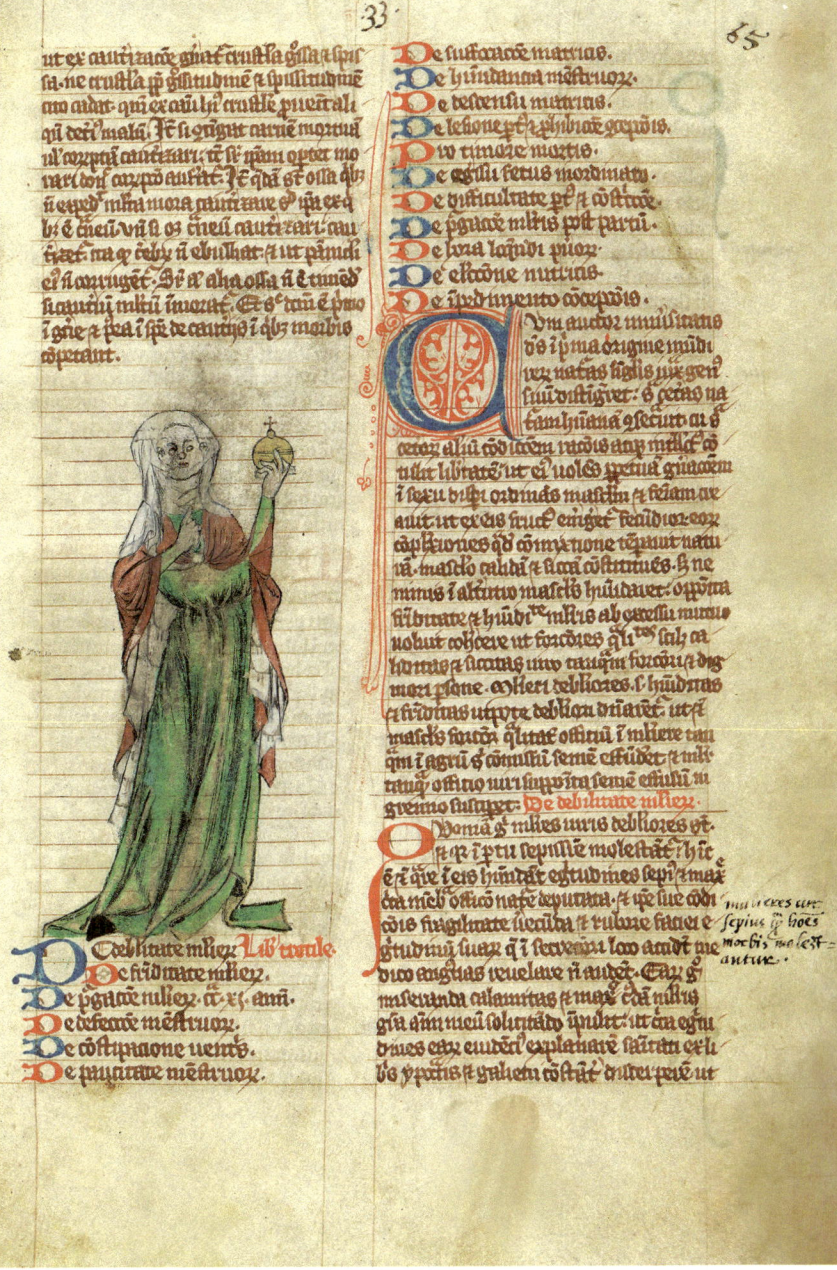

Trótula sosteniendo un orbe. Miscellanea medica XVIII Fol. 65 r., (Francia, s. XIV)
Colección: Londres, Biblioteca Wellcome, MS 544.

Glosario

Abrojo. Género: *Tribulus* L. Nombre vulgar para sus siete especies aceptadas. § 215.

Abrótano. *Artemisia abrotanum* L. § 230, 268.

Acacia. *Acacia nilotica* (L.) Delile § 71.

Acanto. *Acanthus mollis* L. §125.

Acedera acuática. *Rumex aquaticus* L. § 234, 235, 287, 288.

Aceite de rosas. El *oleum rosatum* tiene propiedades astringentes, es beneficioso para el ardor de estómago, las migrañas, etc. Se preparaba con una libra y media de rosas frescas troceadas metidas en aceite. Deberá hervir al baño de María hasta que se reduzca a un tercio del original. (*Vid.* Green, M.H. (2009), Apéndice, pp. 324-325, *s.v.* oleum rosatum). § 66, 68, 70, 80, 181, 243, 297.

Agalla. Agallas o bugallas de los árboles del género *Quercus* L., como la encina o el roble. Las agallas de la encina son unos bultitos o excrecencias en las hojas de la *Quercus ilex* L. producidas por el *Dryomyia lichtensteini*, un insecto parásito. Las agallas esféricas de los robles (*Quercus robur* L.) son inducidas por el himenóptero *Andricus kollari*. Ambos tipos fueron usados tradicionalmente en medicina. § 33, 56, 70, 194, 251, 254, 256, 307, 308, 309.

Agárico. *Laricifomes officinalis* (Vill.) Kotl. & Pouzar. § 62.

Agrimonia. *Agrimonia eupatoria* L. § 33, 262, 265, 268, 292.

Ajedrea. *Satureja hortensis* L. § 14, 62, 95,

Ajenjo. *Artemisia absinthium* L. § 40, 41, 54, 91, 94, 101, 142, 152, 157, 183, 201, 212, 223, 227, 230, 237, 298, 301.

Ajo de oso. *Allium ursinum* L. § 212, 241.

Ajo. *Allium sativum* L. § 28, 127.

Ajonjolí. *Laserpitium siler.* L § 208.

Albayalde. La cerusa o albayalde es un pigmento a base de carbonato básico de plomo: $(PbCO_3)_2 \cdot Pb\,(OH)_2$ § 167, 172, 174, 236, 278, 281, 282, 290, 312.

Albejana. *Lathyrus latifolius* L. § 253.

Alcanfor. $C_{10}H_{16}O$. Extracto de destilación o resina del árbol oriental llamado alcanforero: *Cinnamomum camphora* (L.) J.Presl. § 72, 167, 174, 214, 216, 227, 229, 278, 281, 286, 290.

Alcaravea. *Carum carvi* L. § 12, 210.

Algodón. El género *Bombax* en botánica agrupa las especies de los árboles del algodón de seda. La verdadera planta del algodón es el *Gossypium herbaceum*, planta anual herbácea que puede llegar hasta los 1,5 m. de altura, de la que se obtiene el algodón hidrófilo para las curas. § 124, 129, 130, 141, 153, 161, 169, 175, 191, 225, 230, 278, 298.

Almáciga. La almáciga o mástique es una resina que se obtiene por medio de incisiones o raspaduras en la corteza del lentisco (*Pistacia lentiscus* L.). § 81, 166, 167, 183, 233, 237, 245, 269, 276, 288, 290, 299.

Almendra. Fruto del *Prunus dulcis* (Mill.) D.A.Webb. § 245, 281.

Almidón. $(C_6H_{10}O_5)_n$. § 273, 274, 287, 299.

Almizcle. Sustancia de olor intenso, muy apreciada en perfumería, que se extrae de las glándulas en torno a los órganos sexuales de algunos mamíferos como el ciervo almizclero (*Moschus moschiferus*). § 48, 53, 117, 129, 130, 131, 141, 146, 150, 161, 227, 229, 230, 249, 305.

Aloe. Género: *Aloe* L. § 117, 153, 172, 183, 211, 230, 288, 301, 310.

Alumbre. $KAl(SO_4)_2 \cdot 12H_2O$. Sulfato de alúmina y potasa que se halla en algunas rocas y tierras. § 187, 194, 231, 251, 254, 278, 296, 307.

Ámbar. Resina fósil de origen vegetal, proveniente sobre todo de restos de coníferas, que se quema con facilidad y desprende un aroma muy agradable. § 53, 117.

Ameos. Género: *Ammi,* especialmente *A. majus* L. § 12, 14, 81, 159.

Amuraje. *Lysimachia arvensis* (L.) U.Manns & Anderb. § 240.

Anís. *Pimpinella anisum* L. § 14.

Apio. *Apium graveolens* L. § 12, 17, 23, 48, 61, 81, 125.

Arándano. *Vaccinium myrtillus* L. § 56, 154, 205.

Aristoloquia. *Aristolochia clematitis* o clematítide. § 11, 70. *Aristolochia rotunda* L. § 297.

Aro. *Arum maculatum* L. Llamado también hierba o barba de Aarón. § 174, 282.

Arrogon. *Unguentum aragon,* donde *aragon* significa «ayuda». Se consideraba beneficioso para las afecciones debidas al frío (*Vid.* GREEN, M.H. (2009), Apéndice, pp. 319-320 *s.v.* arrogon). § 131.

Arroz. *Oryza sativa* L. § 127.

Artemisia. *Artemisia vulgaris* L. § 13, 14, 16, 19, 20, 24, 54, 94, 101, 116, 129, 142, 147, 157, 183, 201, 214, 223, 224, 227, 229.

Asafétida. *Ferula assafoetida* L. § 117.

Avena. *Avena sativa* L. § 51, 219, 265.

Azabache. *Lapis gagates.* § 85.

Azafrán. *Crocus sativus* L. § 254.

Azufre vivo. El *sulphur vivum,* «azufre vivo», es el azufre natural, que sale directamente de la tierra. El azufre «muerto» se prepara artificialmente. § 304.

Bálsamo. Secreción vegetal producida por los árboles *Commiphora gileadensis* L. y *Commiphora opobalsamum* L., entre otros. § 53.

Bardana. *Arctium lappa* L. § 202.

Bedelio. Gomorresina de la *Commiphora africana* (A.Rich.) Endl. § 110.

Beleño. *Hyoscyamus niger* L. § 48, 66, 218, 219, 223, 230, 252.

Belladona. *Atropa belladonna* L. § 66, 70, 155.

Berro. *Rorippa nasturtium-aquaticum* (L.) Hayek. § 157, 159.

Betónica. *Stachys officinalis* L. Trevis. § 14, 19.

Bistorta. *Polygonum bistorta* L. § 174, 177, 282, 286, 287, 299.

Boj. *Buxus sempervirens* L. § 57, 260, 265, 266, 268.

Bol armenio. Arcilla terrosa, originaria de Armenia, usada en algunos preparados medicinales o como pigmento, por la presencia en él de óxido de hierro. § 33, 70, 124, 166, 194, 307, 308, 309.

Bórax. Borato de sodio $Na_2B_4O_7 \cdot 10H_2O$ § 174, 281, 286.

Borraja. *Borago officinalis* L. § 146, 232.

Brasilete de la India. *Caesalpinia sappan* L. § 254, 278, 296.

Brionia. *Bryonia dioica* Jacq. § 175, 282, 286, 289, 294.

Cal. Cal o yeso. La cal apagada, o hidróxido de calcio Ca(OH)$_2$ se obtiene añadiendo agua a la cal viva: § 199. La cal viva es óxido de calcio CaO: § 243, 244, 245, 304, 312.

Calabaza. *Citrullus colocynthis* (L.) Schrad. § 103, 304.

Calaminta. Género: *Calamintha* L. § 10, 26, 48.

Calamita. Resina del estoraque (*Styrax officinalis* L.). § 134.

Camedrio. *Teucrium chamaedrys* L. § 50.

Canela. *Cinnamomum cassia* (L.) Blume. 188, 227, 228, 237, 238, 245, 300, 304, 307.

Caña. Género: *Arundo* L. § 268.

Cardamomo. *Elettaria cardamomum* (L.) Maton. § 81, 248.

Cardenillo. Acetato de cobre (Cu (CH$_3$COO)$_2$) o carbonato de cobre (CuCO$_3$). Verdín que se forma en la superficie del cobre. § 183.

Cardo de mar. *Eryngium maritimum* L. § 214.

Cártamo o Azafrán bastardo. *Carthamus tinctorius* L. § 260, 266.

Casia. *Cassia fistula* L. § 230.

Castóreo. Secreción de las glándulas anales del castor. § 16, 48, 54, 81.

Cebada. *Hordeum vulgare* L. § 34, 69, 87, 91, 124, 128, 135, 140, 151, 247, 263, 266, 274.

Cebolla. *Allium cepa* L. § 28, 127, 131, 277.

Cedoaria. *Curcuma zedoaria* (Christm.) Roscoe. § 81.

Celidonia. *Chelidonium majus* L. § 265, 266.

Centáurea. Género: *Centaurea* L. § 16, 297.

Centinodia. *Polygonum aviculare* L. § 33.

Ceroneum. Probablemente un preparado a base de cera. § 125.

Cerotum. Ungüento a base de cera. § 68, 255, 278, 279, 296.

Chirivía. *Pastinaca sativa* L. § 131.

Ciclamen. *Cyclamen hederifolium* Aiton. § 247, 280, 282, 297, 310.

Cicuta. *Conium maculatum* L. § 16, 81, 157, 159.

Ciprés. *Cupressus sempervirens* L. § 56.

Clavos de olor. Botones secos del clavero: *Syzygium aromaticum* (L.) Merr. y L.M.Perry. § 81, 134, 138, 225, 227, 237, 238, 239, 245, 248, 249, 278.

Cofón. Cofón el Joven, médico de la escuela salernitana del siglo XII autor de la *Anatomia porci.* § 139.

Col. *Brassica oleracea* L. § 154, 159, 214, 223, 266, 268.

Colagogo. Medicina que purga la bilis de la vesícula biliar. § 88.

Coloquíntida. *Citrullus colocynthis* (L.) Schrad. § 22, 252.

Comino. *Cuminum cyminum* L. § 12, 14, 26, 28, 49, 58, 124, 140, 149, 183, 228, 266, 269, 282, 288.

Consuelda mayor. *Symphytum officinale* L. § 149, 194, 228.

Corazón de ciervo. Quizás entendido como hueso del corazón del ciervo, usado a menudo en medicina. § 59.

Coriandro. *Coriandrum sativum* L. § 40.

Creta. lat. *creta*. Roca sedimentaria de origen orgánico, usada para la tiza. Un ejemplo de rocas formadas por la creta o caliza de Creta son los acantilados de Dover. § 4, 79.

Dátil. Fruto de la palmera datilera: *Phoenix dactylifera* L. § 237, 302.

Diaciminum. Este preparado debe su nombre a que contiene principalmente comino, además de ingredientes como el vinagre, la canela, los clavos de olor, la galanga, el jengibre o la pimienta, entre otros. Se administraba especialmente para las afecciones del pecho, el estómago y la cabeza, y como carminativo. (*Vid.* GREEN, M.H. (2009) Apéndice, p. 321, *s.v.* diciminum). § 48.

Dialtea. Ungüento a base de raíz de malvavisco (*Althaea officinalis* L.), que ablanda y produce calor según expresa su nombre: *Unguentum dialtea malasticon et calausticon* (*Vid.* GREEN, M.H. (2009), Apéndice, pp. 121-122, *s.v.* dialtea). § 125, 312.

Diathessaron. El *diathessaron,* también llamada *Tyriaca diateseron,* es, según el texto salernitano sobre farmacopea del siglo XII, conocido como el *Antidotarium Nicolai,* la reina de las medicinas. Su nombre se debe a que está compuesto por cuatro ingredientes, aunque a veces se añaden otras sustancias. Está indicado para los envenenamientos, la mordedura de un perro rabioso, fiebres cuartanas, cotidianas, etc., variando su preparación según la dolencia. (*Vid.* GREEN, M.H. (2009) Apéndice, pp. 322-323, *s.v.* diathessaron). § 10, 11, 116.

Dioscórides. (Anarzaba, Cilicia ca. 40-ca. 90), Médico, botánico y farmacólogo de la Grecia romana. Practicó la medicina en Roma bajo el reinado de Nerón. Su obra *De Materia Medica* fue el principal manual de farmacopea en la Edad Media, en su versión original en griego, así como en árabe y en latín. En él se describen más de 600 plantas medicinales, minerales y sustancias de origen animal. § 57.

Dyaceraseos. Si nos basamos en la etimología, puede tratarse de un preparado a base de cera. § 125

Dracma. Medida de peso equivalente a 3,5 gr., aproximadamente.

Elaterio. *Ecballium elaterium* (L.) A.Rich. § 245, 294.

Eléboro blanco. *Veratrum album* L. § 139.

Eléboro negro. *Heleborus niger* L. § 202.

Encina. *Quercus ilex* L. § 33, 56, 191, 251.

Enebro. *Juniperus communis* L. § 142, 157, 204, 227.

Eneldo. *Anethum graveolens* L. § 14, 26.

Énula. *Inula helenium* L. § 173, 288.

Epitimo. *Cuscuta epithymum* L., también llamada cabellera de tomillo o barbas de ajedrea. § 169.

Escarola. *Cichorium endivia* L. § 32, 66.

Escila. Género: *Scilla* L. § 277.

Esclarea. *Salvia sclarea* L. § 258, 270.

Escrofularia. *Scrophularia nodosa* L. § 299.

Escrúpulo. Medida de peso equivalente aproximadamente a 1,2 gr.

Espadaña. *Sparganium ramosum* Curt. § 176.

Espárrago. *Asparagus officinalis* L. § 214.

Espodio. Huesos de elefante quemados o marfil calcinado. § 33.

Estoraque. *Styrax officinale* L. § 53, 112, 134.

Estranguria. Micción escasa, frecuente y dolorosa. § 65, 157.

Euforbia. Género: *Euphorbia* L. § 131, 288.

Fenogreco. *Trigonella foenum-graecum* L. § 50, 61, 63, 66, 69, 70, 73, 91, 93, 116.

Filipéndula. *Filipendula vulgaris* Hill ex Moench. § 293.

Fresno. *Fraxinus excelsior* L. § 105.

Fumaria. *Fumaria officinalis* L. § 19, 234.

Fumigación. § 26, 108, 112, 117, 129, 133, 134, 135, 136, 137, 139, 142, 157, 161, 169, 197, 206, 215, 225.

Galanga. *Alpinia galanga* (L.) Willd. § 187, 225, 227, 248, 257.

Gálbano. Gomorresina obtenida de la incisión en la raíz de la *Ferula gummosa* Boiss. § 48, 117, 183, 245, 276.

Galeno. (Pérgamo, 129-Roma, ca. 201-216). Médico del imperio romano, fundamental en la historia de la medicina. Sus investigaciones sobre anatomía, principalmente marcaron la medicina de los siglos posteriores. Fue seguidor de la doctrina hipocrática. § 2, 6, 9, 13, 46, 66, 67, 73, 83, 88.

Genciana. Género: *Gentiana* L. § 11.

Goma arábiga. Polisacárido natural que se obtiene de ciertas especies del género *acacia*. En la Antigüedad, de la *Acacia nilotica* (L.) Delile, y hoy día principalmente de la *Acacia senegal* Willd. § 33, 124, 174, 276.

Granada. Fruto del granado: *Punica granatum* L. § 33, 56, 70, 80, 251, 307.

Granado. *Punica granatum* L. § 33.

Haba. *Vicia faba* L. § 69, 79, 127, 174, 282.

Hematita. Forma mineral del óxido férrico: Fe_2O_3. § 33, 308.

Henna. Polvo utilizado para teñir la piel, denominada también alheña o alcana (desus.). Se hace con la hoja seca y el pecíolo triturado de la planta de *lawsonia alba* lam. (*Lawsonia inermis* l.). Del ár. Hisp. *Alḥínna*, y este del ár. Clás. *Hinnä*, de donde el inglés *henna*, y el español *henna, gena, jena* o *alheña*. § 246, 254.

Hiedra silvestre. *Hedera hélix* L. § 183.

Hiedra. Género: *Hedera* L. § 166, 264.

Hiera. Llamada *hieralogodium* o *hierapigra,* es un compuesto purgante de la bilis negra y de la flema. Además, cura las dolencias estomacales, la epilepsia, las migrañas, la pleuritis o las enfermedades del bazo, del hígado y los desórdenes uterinos. Está formado por una gran cantidad de plantas: ajenjo, polipodio, laurel, mirra, centaurea, clavos de olor, marrubio, pimienta, perejil, limón, rosas, violetas, etc. (*Vid.* Green, M. H. (2009), Apéndice, p. 323-324). § 33.

Hieralogodion. *Yeralogodion mephytum.* Recomendado como laxante, contra la epilepsia, purgante de la bilis negra y de la flema, enfermedades estomacales, migraña, pleuritis, etc., Preparado de diversas maneras según la dolencia. Contenía varias plantas, entre las cuales el laurel, la euforbia, la centaurea, el clavo de olor, la aristoloquia, la pimienta, azafrán, perejil, etc. (*Vid.* Green, M. H. (2009), Apéndice, p. 323, *s.v.* hieralogodion). § 11.

Hierapigra. También llamada *Yerapigra Galyeni.* Compuesto de varias plantas: canela, azafrán, violeta, ajenjo, rosa, aloe, entre otras. Se utilizaba para las dolencias de la cabeza, oídos y ojos, hígado, bazo y también el útero. (*Vid.* Green, M. H. (2009), Apéndice, p. 324, *s.v.* hierapigra). § 11.

Hierba de gato. *Pulicaria dysenterica.* (L.) Bernh. § 157, 206, 227.

Hierba de san Benito. *Geum urbanum* L. § 293.

Hierba de Santa María. *Tanacetum balsamita* L. § 48, 239.

Hierba estrella. *Plantago coronopus* L. § 33, 137, 216.

Hierba gatera. *Nepeta cataria* L. § 10, 13, 22, 23, 48, 142, 157, 225.

Hinojo marino. *Crithmum maritimum* L. § 159.

Hinojo. *Foeniculum vulgare* Mill. § 12, 22, 23, 26, 117, 125, 127, 303.

Hipócrates. (Cos, ca. 460 A. C.-Tesalia ca. 370 A. C.) Vivió en tiempos de Pericles y fue considerado como el padre de la medicina. § 2, 73, 88, 114. La escuela hipocrática sostenía que la pérdida de la salud se originaba por el desequilibrio de los cuatro humores presentes en el cuerpo humano: sangre, bilis negra, bilis amarilla y flema, que dan origen a los cuatro temperamentos: sanguíneo, melancólico, colérico y flemático, a su vez determinados por los cuatro elementos: tierra, fuego, aire, agua y sus características: frío, calor, humedad, sequedad. El llamado *Corpus Hipocraticum* compila probablemente no solo las obras del médico de Cos, sino también de sus discípulos y seguidores.

Hisopo. *Hyssopus officinalis* L. § 17, 68, 142, 204.

Incienso. El incienso blanco u olíbano se obtiene de los árboles del género *Boswellia*, y se considera el de mayor calidad. El incienso varía su color dependiendo de las características ambientales: suelo, clima, superficie de la herida, proceso de recolección, etc. 70, 91, 112, 166, 167, 172, 177, 183, 187, 207, 209, 211, 227, 233, 237, 245, 259, 276, 282, 287, 288, 290.

Jengibre. *Zingiber officinale* Roscoe. § 25, 187, 188, 282, 284.

Junco. Género: *Juncus* L. § 226.

Justiano. Probablemente se trate de justo, contemporáneo de Galeno y autor de una *Gynaecia* (BENTON, J. F. 1985, P. 32, N.5) § 49.

Laserpicio. Género: *Laserpitium.* § 14.

Laurel. *Laurus nobilis* L. § 11, 25, 48, 59, 72, 115, 125, 132, 134, 136, 157, 159, 206, 210, 214, 225, 227, 252, 305.

Laureola. *Daphne laureola* L. § 142.

Lechuga silvestre. *Lactuca virosa* L. § 70.

Lejía de ceniza. Disolución de óxido de potasio en agua, obtenida de la maceración o el hervido de cenizas vegetales con agua. Desde la Antigüedad se ha usado como desinfectante y limpiador. En latín recibe el nombre de aqua lixivia, «agua colada», de donde nuestra expresión «hacer la colada».

Lenteja. *Lens culinaris* Medik. § 56, 70.

Levístico. *Levisticum officinale* W. D. J. Koch. § 14, 22, 23, 50, 303, 311.

Linaza. Semilla de la planta *Linum usitatissimum* L. Su tallo se utiliza para la confección de tejidos, y su semilla para hacer harina y aceite. § 50, 63, 66, 69, 91, 93, 109, 115, 116, 268, 297.

Lirio amarillo. *Iris pseudacorus* L. § 16, 166._

Lirio blanco. *Iris florentina* L. § 22, 299.

Lirio. Género: *Iris* L. § 48, 81, 167, 176, 184, 199, 285, 286, 290.

Litargirio. Óxido de plomo (PbO). § 72, 288.

Llantén. Más de 200 especies se engloban en las plantas llamadas llantenes. El llantén menor o *Plantago lanceolata* es de las que históricamente más se ha utilizado para fines medicinales junto con el llantén mayor o *Plantago major*. § 33, 34, 36, 62, 66, 70, 194, 308.

Lombarda. *Brassica oleracea* var. *Capitata* f. *Rubra.* L. § 21, 291.

Lupino. Género: *Lupinus* L., Género de leguminosas que agrupa más de 200 plantas originarias del mediterráneo, por ejemplo, el altramuz (*Lupinus albus*). § 94, 271, 282.

Madreselva. *Lonicera periclymenum* L. § 71, 174, 221.

Maestro ferrario. El maestro Ferrario vivió en los primeros años del siglo xii en salerno. Escribió *de aegritudinum curatione,* un tratado sobre las fiebres. § 159, 185.

Magdaleón. Rollito largo y delgado de una pasta medicamentosa. § 124, 214.

Malvavisco. *Althaea officinalis* L. § 66, 91, 105, 107, 115, 125, 129, 133, 135, 151, 154, 159, 196, 201, 208, 214, 223, 225, 226, 269, 286.

Mandrágora. Plinio el viejo y dioscórides distinguen dos especies de mandrágora: la *Mandragora officinarum* L., De frutos ovoides, la más abundante en italia, grecia y oriente próximo, descrita como mandrágora macho o masculina; y la *Mandragora autumnalis* Bertol., Que florece de septiembre a febrero, posee frutos esféricos y crece de forma natural en los terrenos húmedos, que es la mandrágora hembra o femenina. § 66, 299.

Mantequilla. § 24, 63, 66, 98, 99, 124, 149, 154, 234, 312.

Manzana. *Malus domestica* Borkh. § 58, 166, 222.

Manzanilla. *Chamaemelum nobile* (L.) All. 125.

Margarita. *Bellis perennis* L. § 149.

Mastranzo. *Mentha suaveolens* Ehrh. § 157.

Mastuerzo. *Lepidium sativum* L. § 227.

Meliloto. *Melilotus officinalis* (L.) Pall. § 66, 69.

Melisa. *Melissa officinalis* L. § 14.

Membrillo. *Cydonia oblonga* Mill. § 33, 58, 80.

Menta. Género: *Mentha* L. § 10, 11, 21, 26, 48, 81, 91, 117.

Mirra. Resina aromática de la *Commiphora myrrha* (Nees) Engl. § 16, 42, 59, 70, 117.

Mirto. Género: *Myrtus* L. § 11, 33, 70, 178, 258, 270.

Mostaza blanca. *Sinapis alba* L. § 282, 284.

Mostaza negra. *Brassica nigra* o *Sinapis nigra* L. § 165.

Mostaza silvestre. *Sinapis arvensis* L. § 282.

Mucílago. Sustancia vegetal viscosa procedente de varios tipos de plantas: algas, linaza, raíces, ciertos hongos y muchos vegetales. § 116.

Nabiza. *Brassica rapa.* Nabo, grelo o nabiza. § 165.

Nardo. *Nardostachys jatamansi* (D. Don) DC. § 12, 48, 53, 67, 134, 138, 139, 225, 227, 237.

Natrón. Carbonato sódico. Na$_2$CO$_3$. § 17, 192, 193, 253, 302, 310.

Níspero. *Mespilus germanica* L. § 58.

Nogal. *Juglans regia* L. § 254, 295.

Nuez moscada. *Myristica fragans* Houtt. § 33, 134, 138, 225, 227, 245, 248, 249, 278.

Nuez. Fruto del nogal: *Juglans regia* L. § 43, 186, 254, 257.

Olmo. Género: *Ulmus* L. § 42, 268.

Onza. Medida de peso equivalente a 576 gramos.

Opio. Jugo de la adormidera: *Papaver somniferum* L. § 64, 112.

Opopónaco. Gomorresina de la savia desecada del *Opoponax chironium* Koch. § 48, 101.

Orégano. *Origanum vulgare* L. § 14, 117, 210, 225.

Oribasio de Pérgamo (320-400) Médico personal del emperador Juliano el Após-tata. Su obra de 70 libros, llamada *Sinagogas médicas* recoge el saber médico de las escuelas hipocrática y alejandrina. § 50.

Oropimente. Trisulfuro de arsénico As_2S_3. § 243, 244, 245, 252, 264, 288, 304.

Ortiga blanca. *Lamium album* L. § 137.

Ortiga. Género: *Urtica*. § 26, 159, 216.

Oxizaccara. Palabra compuesta de *oxi-* "vinagre" y *-zaccare*, "azúcar". Bebida a base de azúcar, jugo de granada y vinagre, recomendada para las fiebres tercianas y cuartanas, y para purgar la bilis del estómago (*Vid*. GREEN, M. H. (2009), Apén-dice, p. 325 *s.v.* Oxizaccara). § 91.

Oxicroceum. Según su etimología, podría tratarse de un compuesto a base de vina-gre y azafrán. § 125.

Pablo de Egina (Egina, ¿625? –¿690?) Médico bizantino autor de una enciclopedia médica: *Epitome*, una compilación de los conocimientos de medicina, cirugía y obstetricia de la época. § 68.

Pamplina. *Stellaria media* L. § 15.

Parietaria. *Parietaria judaica* L. § 151, 159, 183.

Paulina. La *potio sancti Pauli*, llamada también *Paulina*. Al parecer, san Pablo le cambió el nombre a un electuario muy común en época romana llamado *potio maior*. Estaba compuesta de muchas plantas y se administraba contra la epilep-sia, las enfermedades estomacales, fiebres cuartanas, etc. (*Vid*. GREEN, M. H. (2009), Apéndice, pp. 327-328, *s.v.* potio sancti Pauli). § 225.

Paulinum. *Paulinum antidotum*. Antídoto muy eficaz para la tos crónica y proble-mas respiratorios, porque purga la cabeza y el estómago de flema. Entre otros ingredientes, llevaba, aloe, azafrán, hierba de Santa María, anacardo, coral, mirra, gálbano, etc. (*Vid*. GREEN, M.H. (2009), Apéndice, p. 325 *s.v.* paulinum). § 130.

Pelitre. *Anacyclus pyrethrum* dc. § 188.

Perejil. *Petroselinum crispum* (Mill.) Fuss. § 12, 23, 125, 232, 303.

Persicaria. *Polygonum persicaria* L. O bien la *Polygonum hydropiper* L.: pimienta de agua. § 38, 39, 134, 147,

Pesario. Tampón de algodón o de otro material que se introducía en la vagina de la mujer para administrar preparados medicinales. Algunos podían tener forma de pene hueco. Los pesarios modernos son utilizados para enfermedades como el prolapso de útero. § 18, 36, 49, 63, 64, 68, 69, 70, 71, 72, 129, 130, 134, 141, 308.

Pez griega. También llamada colofonia. Se obtiene por la destilación de la tremen-tina de la resina de pino. § 154, 169, 183, 185, 212, 276.

Pez. Pez o brea. Sustancia resinosa obtenida de la carbonización sobre todo de coní-feras. § 48, 149, 150.

Pimienta. *Piper nigrum* L. Las variedades de pimienta negra, blanca (madura y sin cáscara) o verde depende del grado de maduración del grano. § 20, 48, 58, 94, 126, 180, 239, 304.

Pino. *Pineus pinea* L. § 231

Plata viva. Mercurio. El nombre original del mercurio en latín era *argentum vivum*, 'plata viva'. Posteriormente, el nombre griego equivalente *hydrargyos*, 'plata líquida' se latinizó en *hydrargyum*, de donde procede su símbolo químico hg. Nótese que en inglés recibe el nombre de *quicksilver*. Los alquimistas le dieron el nombre del planeta, por su cercanía al sol, del que toma su esplendor áureo. A diferencia de otros elementos químicos que también tuvieron nombres de planeta y lo perdieron, el mercurio lo ha mantenido hasta la actualidad. ¶ 173, 245, 288.

Poleo. *Mentha pulegium* L. ¶ 14, 19, 21, 131, 132, 134, 136, 141, 142, 146, 147, 150, 157, 161, 164, 190, 196, 206, 210, 214, 225, 227, 229, 230.

Populeon. El nombre de este ungüento se debe a que está compuesto de yemas de chopo. Se prescribía contra las fiebres altas y el insomnio. (*Vid.* GREEN, M. H. (2009), apéndice, p. 326-327 *s.v.* populeon). ¶ 243.

Porcelana. *Portulaca oleracea* L. ¶ 33, 66, 70.

Psilio. *Plantago arenaria* Waldst & Kit. *Psilium* es un nombre común para varios miembros del género *Plantago*. Las semillas de la *Plantago psyllium* son ricas en mucílago (*Vid. Supra* MUCÍLAGO). ¶ 66, 116, 184.

Puerro. *Allium ampeloprasum* var. *porrum*. (L.) J. Gay. ¶ 21, 28, 126, 146, 232.

Pulmonaria. *Pulmonaria affinis* Jord. ex F. W. Schultz, Arch ¶ 212.

Rabaniza. *Raphanus raphanistrum* L. ¶ 151.

Regaliz. *Glycyrrhiza glabra* L. ¶ 247.

Retama. *Cytisus scoparius* (L.) Link. ¶ 260, 270.

Rosa. *Rosa canina* L. ¶ 33, 56, 70, 133, 154, 169, 174, 194, 208, 226, 248, 281300, 304.

Rosata novella. Compuesto muy adecuado para tratar el vómito y las náuseas, y actúa admirablemente como reconstituyente. Entre sus ingredientes se encuentran: rosa (de ahí su nombre), azúcar, regaliz, clavo de olor, canela, jengibre, galanga, nuez moscada y miel, entre otros. Ingredientes (*Vid.* GREEN, M. H. (2009), Apéndice, p. 331-332, *s.v.* rosata novella). ¶ 32, 142.

Rubia roja. *Rubia tinctorum* L. ¶ 81, 135, 213 266, 291.

Rúcula. *Eruca vesicaria* (L.) Cav. ¶ 127, 131, 163, 169.

Ruda. De las más de 30 especies del género *Ruta*, la *Ruta graveolens* ha sido usada desde antiguo como planta medicinal. ¶ 21, 22, 54, 69, 94, 101, 117, 183, 213, 229.

Rufo de Éfeso (s. I d.C.). Su tratado Artis *Medicae Principes* sigue las bases de la medicina hipocrática, aportando conocimientos nuevos sobre dietética, anatomía y patología. ¶ 6.

Ruipóntico. Género: *Rheum*, que incluye unas 60 especies, entre las que se encuentra el ruibarbo. ¶ 20.

Sabina. *Juniperus sabina* L. ¶ 14, 16, 23, 25.

Sal de amonio. Cloruro de amonio NH_4Cl. ¶ 239.

Sal gema. Sal de mina, sal de roca. Forma mineral natural del cloruro de sodio $(NaCl)$. ¶ 21, 286.

Salvado. ¶ 75, 177, 239, 246, 251, 263, 272, 286, 287, 288.

Salvia. *Salvia officinalis* L. ¶ 14, 16, 147, 183, 212, 216.

Sangre de dragón. Resina roja del *Dracaena cinnabari* Balf. F., que crece en Socotra, usada desde la Antigüedad en medicina. § 33, 70, 254, 307, 308.

Sanies. Supuración fluida, purulenta y manchada de sangre. § 69, 70, 160, 161, 163.

Santónico. *Artemisia maritima* L. § 16, 19.

Sauce rojo. Mimbrera: *Salix viminalis* L. § 165, 152, 213, 268.

Saúco. *Sambucus nigra* L. § 140, 143.

Saxifraga. Género: *Saxifraga* L. § 158, 159, 214, 297.

Senecio. *Senecio vulgaris* L. § 198.

Sepiolita. Mineral del grupo de los filosilicatos: $Mg_4Si_6O_{15}(OH)_2{\cdot}6H_2O$. § 259.

Serpol. *Thymus serpyllum* L. § 204.

Sésamo. *Sesamum indicum* L. § 156.

Siempreviva. *Sempervivum* L., género que incluye alrededor de 30 especies de crasuláceas que crecen en forma de roseta. § 37, 66, 221, 243.

Sorbo. *Sorbus domestica* L. § 58.

Tanaceto. Género: *Tanacetum*. § 24.

Tapsia. Género: *Thapsia. L.* § 14.

Tártago. *Euphorbia lathyris* L. § 87.

Tártaro. Bitartrato de potasio: $KC_4H_5O_6$. § 186, 241, 272, 273, 275, 306.

Theodoricum euporiston. Preparado de diversas plantas medicinales: aloe, canela, camedrio, azafrán, almáciga, hierba de Santa María, hipérico, polipodio, pimienta, perejil, genciana, amapola, etc. Estaba indicado para las migrañas y los vértigos, la afonía, las dolencias del bazo y también como purgante. (*Vid.* GREEN, M. H. (2009), Apéndice, p. 328-329, *s.v.* theodoricon euporiston). § 130.

Tierra de batán. Bentonita cálcica ($AL_2O_3{\cdot}4SiO_2{\cdot}H_2O$. El Ca sería una impureza que apenas varía la fórmula) usada desde la Antigüedad para abatanar la lana. Se utilizó mucho para los emplastos por su gran poder de absorción. § 194.

Tinta de zapatero. El *atramentum sutorium* era un tipo de grasa para teñir de negro el cuero, usado por los zapateros desde la Antigüedad. Contenía elementos venenosos como el sulfato de cobre. § 212, 256.

Tiriaca. La *Tyriaca magna Galeni* es la reina de las medicinas. Está indicada para las enfermedades más graves del cuerpo humano (*Vid.* GREEN, M. H. (2009), Apéndice, pp. 329-330 *s.v.* theriac). § 116.

Tomillo. *Thymus vulgaris* L. § 169.

Tragacanto blanco. *Astragalus gummifer* (Labill.) Podl. § 281.

Trébol. Género: *Trifolium. L.* § 24.

Trifera magna. Decocción a base de semillas de hinojo, anís y almáciga, principalmente. Estaba indicada para el dolor de estómago y los problemas de útero y la infertilidad. Fue objeto de diferentes preparaciones con muchos ingredientes y gran variedad de plantas. Por ejemplo, se preparaban pesarios de algodón empapados en trifera, se insertaban en la vagina y estimulaban la menstruación si la mujer no estaba embarazada. También para inducir el sueño en los niños (*Vid.* GREEN, M. H. (2009) Apéndice, p. 330 *s.v.* trifera magna). § 129, 141, 161, 217, 225.

Trifera saracenica. La *trifera saracenica,* tiene propiedades rejuvenecedoras, por eso también se la conoce como «juvenil». Se llama sarracena porque fueron los musulmanes los que la inventaron. Se administra contra la ictericia, problemas hepáticos, dolores de cabeza, la vista, etc. Y contiene una enorme variedad de plantas: tamarindo, casis, violetas, hinojo, mirabolanos, entre otros ingredientes (*Vid.* GREEN, M. H. Apéndice, p. 331-332, *s.v.* trifera saracenica). § 32, 226.

Trigo. Género: *Triticum. L.* § 55, 69, 207, 237, 274.

Unguentum album. Ungüento blanco a base de albayalde, litargirio (pbo), incienso y almáciga. (*Vid.* Green, m.H (2009), apéndice, p. 332 *S.V.* Unguentum album). § 243.

Unguentum aureum. Preparado indicado para la gota, la hidropesía y los cálculos renales. (*Vid.* GREEN, M. H. (2009), Apéndice p. 33, *s.v.* unguentum aureum). § 159.

Verbasco barbado. *Verbascum thapsus* L. § 154, 300, 304.

Verbena. *Verbena officinalis* L. § 96, 208, 213, 223, 268.

Violeta. Casi 600 especies se agrupan en el género *Viola* L., Plantas herbáceas de la familia de las violáceas. La *Viola odorata* o violeta de jardín ha sido tradicionalmente usada en perfumería y medicina. § 32, 79, 91, 133, 208, 226, 243, 278.

Yeso. Yeso, selenita o anhidrita son los nombres vulgares para el sulfato de calcio $(CaSO_4)$, que se presenta en la naturaleza como un polvo fino blanco o blanco amarillento e inodoro. § 211.

Yezgo. *Sambucus ebulus* L. § 50, 267.

Zamarilla. *Teucrium polium* L. § 210.

Zumaque. *Rhus coriaria* L. Lind. § 56, 194.

Zarzamora. Arbusto cuyo fruto es la mora. Género: *Rubus* L. § 33, 192, 208.